Cox

Schlaganfall –

Das Übungsbuch

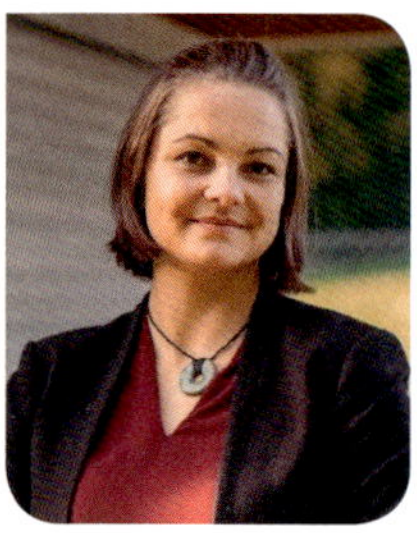

Cornelia Cox ist Physiotherapeutin mit einem M.Sc. in Neurorehabilitation. Seit Januar 2024 ist sie Therapiedirektorin der Rehaklinik Zihlschlacht, die hochspezialisiert ist auf die Rehabilitation von Menschen mit Hirn- und Nervenverletzungen. Davor leitete sie die Physiotherapie im Neurozentrum des Luzerner Kantonspitals. Durch ihre langjährige praktische Erfahrung in der Physiotherapie und speziell der Rehabilitation bei neurologischen Störungen verfügt Cornelia Cox über spezialisiertes Fachwissen und kombiniert dieses mit den neuesten Forschungsstandards. Mit der Gründung ihrer Firma BodyMindFusion (www.bodymindfusion.ch) hat sie es sich zum Ziel gesetzt, Coachings und Kurse für Angehörige von Schlaganfallbetroffenen anzubieten. In ihrer Freizeit entspannt Cornelia Cox gerne beim Lesen von historischen Romanen oder aktiv in der Natur, sei es beim Wandern, Radfahren oder Wellensurfen.

Cornelia Cox

Schlaganfall – Das Übungsbuch

Mobil werden mit gezieltem Bewegungstraining aus der Physiotherapie

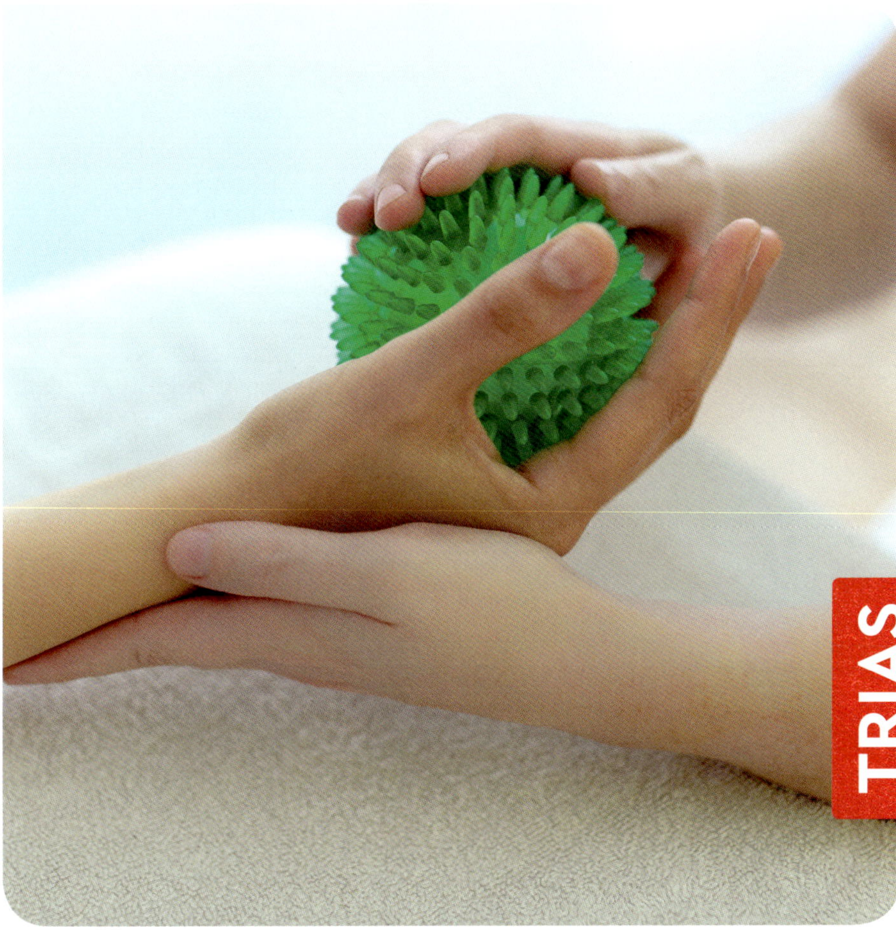

TRIAS

Vorwort

Eine intensive Rehabilitation und ein ganzheitlicher, langfristiger Behandlungsansatz bilden bei der Erholung nach einem Schlaganfall einen wichtigen Baustein auf dem Weg zurück in den Alltag. Zum Zeitpunkt der Entlassung nach Hause oder in eine Pflegeeinrichtung besteht weiterhin großes Potenzial zur Besserung der Beschwerden. Auch für Angehörige wird mit der Diagnose »Schlaganfall« das Leben von einem Tag auf den anderen auf den Kopf gestellt. Ihnen soll dieser Ratgeber helfen, einen Schlaganfall frühzeitig zu erkennen und umgehend die richtigen Maßnahmen einzuleiten. Zudem möchte er Sie während der Rehabilitation und im Umgang mit der neuen Situation im Alltag begleiten.

Das erste Kapitel des Buches befasst sich mit den theoretischen Grundlagen und erklärt, welche Ursachen und Risikofaktoren es für einen Schlaganfall gibt und was genau dabei im Körper passiert.

Das zweite Kapitel widmet sich der Rehabilitation nach einem Schlaganfall. Dabei gehen wir ausführlich auf einzelne Symptome nach einem Schlaganfall ein und erläutern wissenschaftlich empfohlene Therapiemaßnahmen und Übungen, die Sie zu Hause mit den Betroffenen durchführen und so einen wertvollen Beitrag zur Rehabilitation leisten können.

Im dritten Kapitel werden alltagsrelevante Themen für die Zeit nach der Entlassung aus der Klinik erläutert. Sie erhalten Hilfestellung für die Lagerung in bestimmten Situationen, für Transfers (etwa vom Bett in den Rollstuhl) und bekommen Tipps zu Hilfsmitteln und Anlaufstellen. Zudem erhalten Sie Anregungen, wie Sie für sich selbst sorgen und wo Sie sich Unterstützung holen können.

Man kann einen Menschen nichts lehren, man kann ihm nur helfen, es in sich selbst zu entdecken.
Galileo Galilei

Geleitwort

Trotz großer Fortschritte in der Akutbehandlung von Schlaganfällen in den letzten Jahrzehnten ist die Neurorehabilitation für viele Betroffene entscheidend für das Wiedererlernen von Alltagsfähigkeiten. Die Betroffenen werden nach einem Schlaganfall pflegerisch, therapeutisch und ärztlich betreut. Die Neurorehabilitation beginnt ab dem ersten Tag auf der Stroke-Unit. Die Betroffenen werden danach möglichst nahtlos in einer stationären Rehabilitationsabteilung weiterbetreut. Für die Wiedereingliederung ins Leben sind in der Regel auch tagesklinische oder ambulante Weiterbehandlungen notwendig. Es ist wichtig für den Erfolg, die Angehörigen (Familie, Freunde, Bekannte) in den Neurorehabilitationsprozess früh einzubeziehen. Ziel ist eine bestmögliche Lebensqualität für die Betroffenen wie für die Angehörigen.

Der vorliegende Ratgeber von Cornelia Cox, Therapiedirektorin der Rehaklinik Zihlschlacht (Kanton Thurgau, Schweiz), richtet sich in erster Linie an Angehörige. In verständlicher Sprache erklärt er Ursachen und Folgen eines Schlaganfalls, die Möglichkeiten einer modernen Neurorehabilitation und gibt praktische Tipps für die Angehörigen für den Alltag.

Es gibt bereits etliche Ratgeber für Betroffene und Therapeuten. Aber ein detaillierter Ratgeber speziell für Angehörige fehlte bisher, diese Lücke schließt das vorliegende Buch. Wir sind überzeugt, dass es die Angehörigen bei der erfolgreichen Rückkehr der Betroffenen ins Leben wesentlich unterstützen wird.

Prof. Dr. phil. Tim Vanbellingen (Leiter Forschungsentwicklung VAMED Schweiz AG) und Prof. Dr. med. Stephan Bohlhalter (Chefarzt und Klinikleiter der Klinik für Neurologie und Neurorehabilitation am Luzerner Kantonsspital)

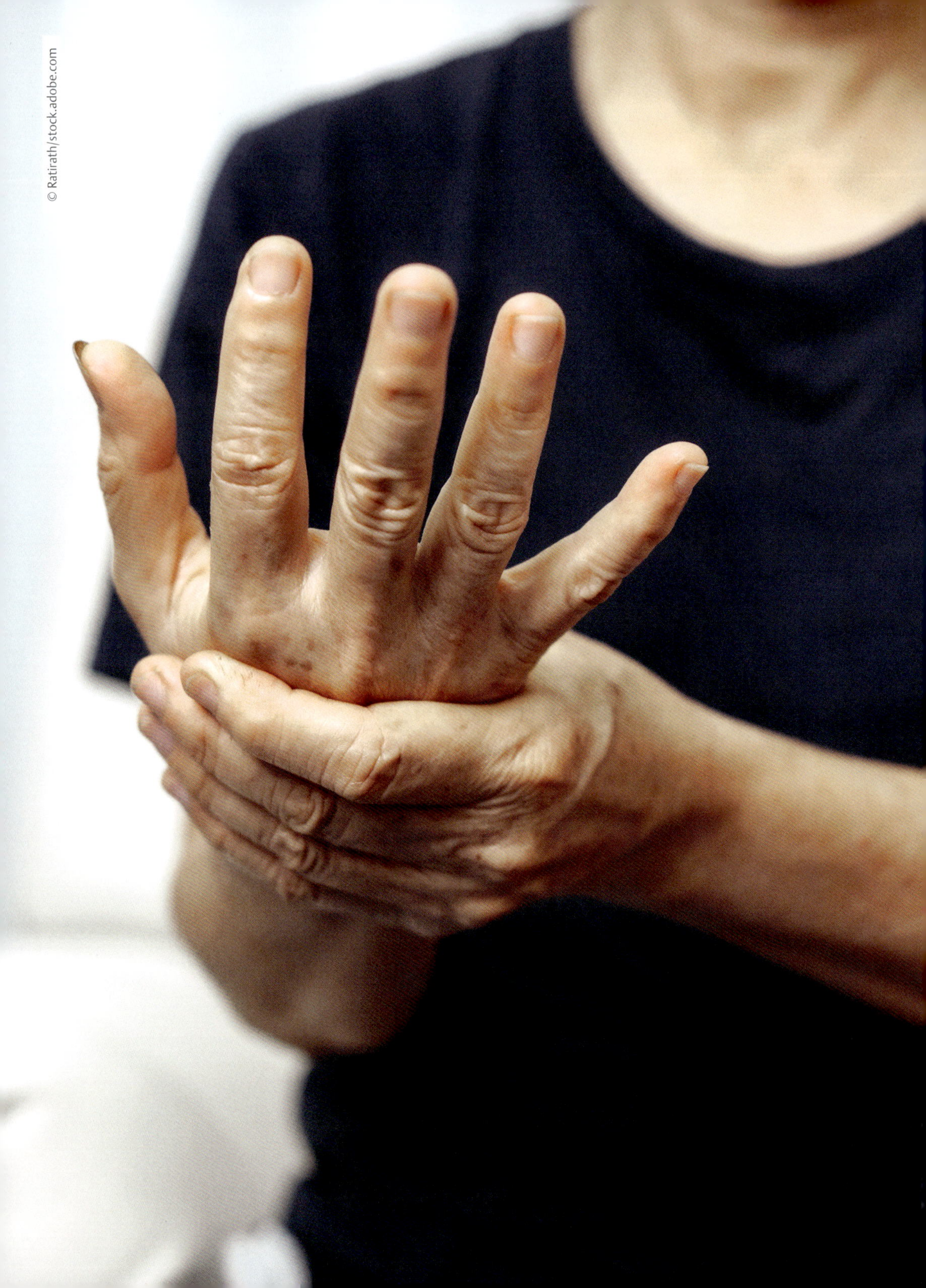

Der Schlaganfall

Ein Schlaganfall kommt gar nicht so selten vor. Wird er gleich erkannt und sofort eine Behandlung eingeleitet, bessern sich die Aussichten auf Heilung erheblich.

Was ist ein Schlaganfall?

Ein Schlaganfall ist ein Notfall, der schnellstmöglich medizinisch behandelt werden muss, um das Risiko eines schweren Verlaufes zu reduzieren.

Bei einem Verdacht auf einen Schlaganfall, auch bei Unsicherheit, ob es sich dabei wirklich um einen solchen handeln könnte, sollte umgehend der Rettungsdienst gerufen werden. (Wie Sie einen Schlaganfall erkennen können, wird im Kapitel »Wie man einen Schlaganfall erkennt« [Seite 20] beschrieben.) Denn laut Robert Koch-Institut sind Schlaganfälle »die häufigste Ursache für bleibende Behinderung im Erwachsenenalter«.[1] So haben heutzutage viele Erwachsene in ihrem Umfeld schon von einer Person gehört, die einen Schlaganfall erlitten hat. Tatsächlich ist in Deutschland jede 40. erwachsene Person davon betroffen. Jährlich treten hierzulande rund 200 000 erstmalige sowie 70 000 wiederholte Schlaganfälle (Rezidive) auf, in der Schweiz und Österreich sind es etwa 21 000 bzw. 25 000 erstmalige Schlaganfälle. Wichtig zu wissen ist, dass eine frühe Erkennung und optimale Therapie das Risiko um rund 80 Prozent senken können, einen erneuten Schlaganfall zu erleiden. Dank Fortschritten in der Forschung, einer Verbesserung in der Vorbeugung wie auch in der Therapie ist die Neuerkrankungs- und Sterberate erfreulicherweise stetig rückläufig. Allerdings nimmt aufgrund der immer älter werdenden Bevölkerung die absolute Zahl von Schlaganfällen weiterhin zu.

Ursachen

Es gibt zwei Arten von Schlaganfällen. Ein **ischämischer Schlaganfall (Hirninfarkt)** wird durch eine Verstopfung einer

Gehirnarterie verursacht, wodurch die Blutversorgung der entsprechenden Hirnregion reduziert oder blockiert wird. Dies geschieht meistens durch eine Embolie (eingeschwemmtes Blutgerinnsel) oder eine Thrombose (lokales Blutgerinnsel). Bereits nach wenigen Minuten Sauerstoffmangel beginnen Nervenzellen abzusterben. Ein **hämorrhagischer Schlaganfall (Hirnblutung)** beruht auf einer Blutung aus einer Gehirnarterie, wodurch im betroffenen Gebiet das Hirngewebe direkt (durch Druck) beschädigt wird. Eine Arterie kann z. B. durch Bluthochdruck bersten oder durch einen Unfall verletzt werden. Eine Blutung kann im Gehirn, zwischen den Hirnhäuten oder direkt unter der Schädeldecke vorkommen. Ein ischämischer Schlaganfall tritt deutlich häufiger auf. Die Symptome werden durch die Lokalisation der Schädigung sowie die Dauer der Minderdurchblutung beeinflusst. Wenn sich die Symptome rasch zurückbilden (innerhalb von weniger als 60 Minuten), spricht man von einer **transitorischen ischämischen Attacke, kurz TIA (Streifung)** . Bei einer TIA kommt es nicht zu einer bleibenden Schädigung der Gehirnzellen, weshalb sie in der Magnetresonanztomographie (MRI) nicht sichtbar ist.

Damit Sie genau verstehen, was sich bei einem Schlaganfall abspielt, sehen wir uns zunächst an, wie das Nervensystem aussieht und funktioniert sowie wie die Anatomie des Gehirns beschaffen ist.

Wie unser Nervensystem funktioniert

Das Nervensystem ist das mit Abstand komplexeste Organ des Menschen. Die Nerven, die unseren gesamten Körper durchziehen, steuern lebenswichtige Prozesse. Dank unseres Nervensystems können wir fühlen, denken, uns freuen oder uns erinnern. Es reguliert den Herzschlag, die Bewegungen, das Sprechen, Schlucken und noch vieles mehr. Durch einen Schlaganfall können all diese Funktionen beeinträchtigt und somit die Lebensqualität deutlich vermindert werden.

Das menschliche Gehirn besteht aus ca. 100 Milliarden Nervenzellen, ebenso viele sogenannte Gliazellen kommen noch als Stützgewebe hinzu. Somit ist unser Hirn eine Art Milchstraße auf kleinstem Raum.

Nervenzellen Die Nervenzellen bestehen aus einem Zellkörper, der den Zellkern und somit genetisches Material enthält, sowie zwei Arten von Fortsätzen, den Dendriten und dem Axon. Man kann sich dieses Gebilde vorstellen wie einen Baum: Das Axon bildet dabei den Baumstamm, es kann wenige Tausendstel Millimeter bis einen Meter (im Rückenmark) lang sein und ist für die Reizweiterleitung von einer Nervenzelle zur nächsten verantwortlich. Die Dendriten sind indes wie die Äste des Baumes und in jeder Nervenzelle zahlreich vorhanden. Sie nehmen über Synapsen Impulse von anderen Nervenzellen auf und leiten die Informationen zum Zellkern weiter. Der Zellkern liegt im Zentrum des Baumes, zwischen den Dendriten und dem Axon.

Dieses hochkomplexe Gebilde aus Nervenzellen wird in drei unterschiedliche Systeme unterteilt, die sich nicht nur in ihrer Lage, sondern auch in ihrer Funktion unterscheiden:

- zentrales Nervensystem (ZNS): Es umfasst die Nervenzellen des Gehirns und des Rückenmarks.

Aufbau einer Nervenzelle

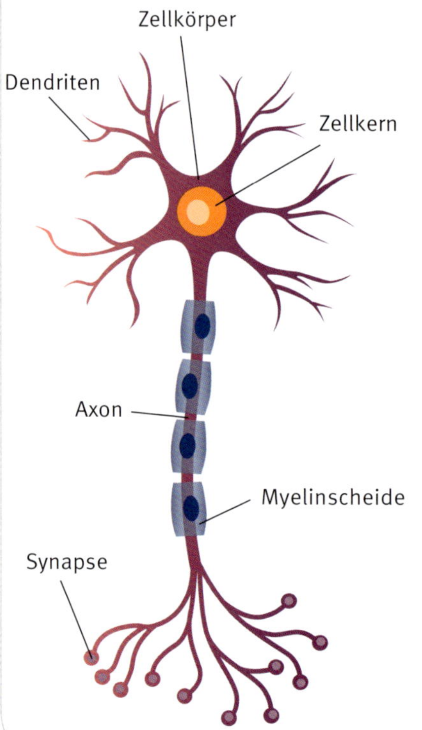

Walther, L. Schmerzzentrale Gehirn. Stuttgart: TRIAS; 2023

- peripheres Nervensystem (PNS): Es gehört weder zum Gehirn noch zum Rückenmark, sondern es verbindet diese mit der Umwelt, indem es Informationen aus dem Körper, z. B. bei einer Berührung, an das ZNS weiterleitet. Zudem empfängt es Informationen aus dem ZNS, das wiederum die Körperfunktionen und Bewegungen steuert.
- vegetatives Nervensystem (VNS): Es steuert viele lebenswichtige Körperfunktionen, wie etwa die Atmung, die Verdauung und den Stoffwechsel. In Stress-Situationen regelt das VNS u. a. die Freisetzung von Adrenalin. Dann steigt der Puls, die Atemfrequenz wird erhöht und die Muskeln spannen sich an.

Zusammenspiel der Nervensysteme Bei einem äußeren Reiz greifen die einzelnen Nervensysteme ineinander und bewirken, was wir als Reaktion wahrnehmen. Stellen Sie sich vor, Sie berühren eine heiße Herdplatte. Bestimmt haben Sie schon einmal beobachtet, dass es einen Moment dauert, bis Sie die Hand wegziehen. Dieses Phänomen hat damit zu tun, dass nicht die Hand den Schmerz spürt und die Entscheidung zum Wegziehen trifft, sondern das Gehirn.

Das funktioniert wie folgt: Das PNS leitet den Reiz vom Finger entlang des Nervs durch den Arm zum Rückenmark, wo der Impuls an eine Zelle des ZNS übergeben wird. Diese leitet den Impuls dann durch das Rückenmark hoch ins Gehirn, das ihn

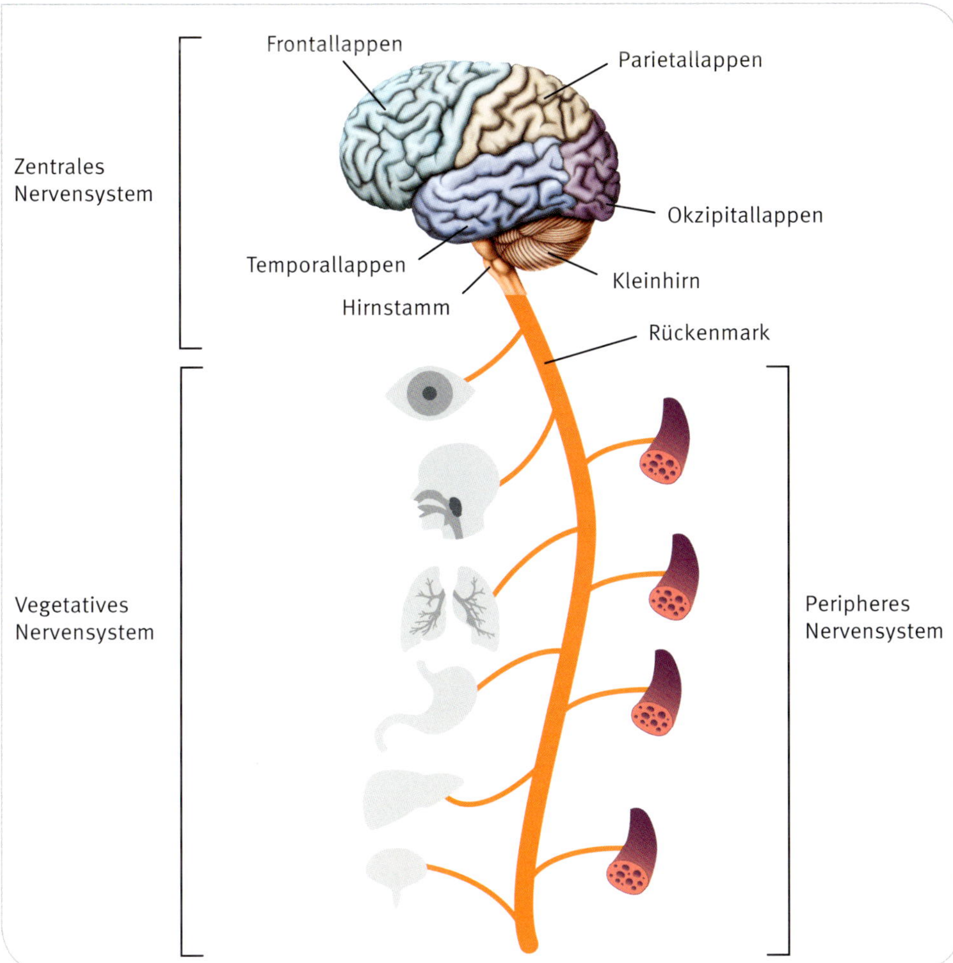

Das Zusammenspiel des zentralen, peripheren und vegetativen Nervensystems

verarbeitet und »entscheidet«, dass es schmerzt. In diesem Moment spüren Sie den Schmerz, können aber noch nicht reagieren. Denn nun leitet erst das ZNS die Information, dass die Hand weggezogen werden soll, über das Rückenmark zurück, wo sie wieder dem PNS übergeben und zur Hand weitergeleitet wird. Erst in diesem Augenblick ziehen Sie die Hand weg. Nebenbei verarbeitet das VNS den Stress und reagiert oft mit einem erhöhten Puls oder auch mit einem Schweißausbruch. Dieses Beispiel zeigt, wie komplex die Funktionen des Nervensystems sind und was es für einen Menschen in Alltagssituationen bedeuten kann, wenn ein Teil dieses Systems aus dem Gleichgewicht gerät oder verletzt wird. Ein Schlaganfall könnte dazu führen, dass beispielsweise Schmerzen oder Hitze nicht mehr wahrgenommen werden oder dass die Fähigkeit fehlt, die Hand wegzuziehen, und so erhebliche Verletzungen entstehen.

Wie das Gehirn aussieht

Um dies besser verstehen zu können, schauen wir uns nun die Anatomie und die Funktionen des Gehirns genauer an: Das Gehirn besteht aus dem Großhirn (Cerebrum), dem Zwischenhirn (Diencephalon), dem Kleinhirn (Cerebellum) sowie dem Hirnstamm. Das ZNS wird von drei Hirnhäuten umhüllt. Die Funktionen dieser einzelnen Bereiche werden in den folgenden Kapiteln genauer erläutert.

Großhirn Die Großhirnrinde, die äußere Schicht des Großhirns, ist in Falten und Furchen geformt und in eine rechte und eine linke Gehirnhälfte (Hemisphäre) unterteilt, die wiederum durch eine von vorne nach hinten verlaufende tiefe Furche voneinander getrennt sind. Ein Faserbündel verbindet die zwei Hemisphären und überträgt Nachrichten von einer Seite zur anderen. Jede Hemisphäre kontrolliert größtenteils die gegenüberliegende Körperseite. Wenn also ein Schlaganfall auf der rechten Seite des Gehirns auftritt, ist meist die linke Körperseite betroffen, in weitaus selteneren Fällen auch die rechte Seite, was im Alltag jedoch oft nicht erkennbar ist. Somit müsste man korrekterweise von einer weniger und einer stärker betroffenen Seite sprechen. Der Einfachheit halber werde ich sie als betroffene und als nicht betroffene Seite bezeichnen.

Die beiden Gehirnhälften haben unterschiedliche Funktionen. Während die linke hauptsächlich für die Sprache, das Rechnen sowie das Schreiben verantwortlich ist, steuert die rechte die Kreativität, die künstlerischen und musikalischen Fähigkeiten sowie die Fähigkeit zur räumlichen Wahrnehmung. Bei Rechtshändern dominiert die linke Hemisphäre den Handgebrauch und die Sprache, bei Linkshändern ist es andersherum.

Jede Hemisphäre besteht aus vier Lappen. Der **Frontallappen**, der von der Stirn bis zum Scheitel reicht, kontrolliert vor allem exekutive Funktionen, die unter anderem die Persönlichkeit oder das Treffen von Entscheidungen beinhalten, sowie die Bewegungen der Beine. Der **Parietallappen**, der vom Scheitel zum oberen Hinterkopf reicht, verarbeitet sensorische Informationen. Somit befähigt er uns, zu erkennen, wo wir uns im Raum befinden, und Bewegungen zu steuern. Der **Temporallappen** in der Region des Ohres spielt eine wichtige Rolle beim Hören, Riechen, Sprechen und beim Sprachverständnis, beim Gedächtnis und bei der Gesichtserkennung. Der **Okzipitallappen** unter dem Hinterhaupt ist hauptsächlich für die Sehfähigkeit verantwortlich.

Zwischenhirn Das Zwischenhirn ist oberhalb des Hirnstammes zwischen den Temporallappen zu finden. Es besteht unter anderem aus dem Thalamus und dem Hypothalamus. Der Thalamus, auch als »Tor zum Bewusstsein« bezeichnet, wirkt wie eine Sammelstelle für fast alle Sinneseindrücke. Die Eindrücke des Sehens, Hörens, Fühlens und der Temperatur- und Schmerzempfindung werden hier auf dem Weg zur Großhirnrinde umgeschaltet. Der Hypothalamus fungiert als zentrale Regulationsstelle zwischen dem Hormonsystem und dem Nervensystem. Er steuert vegetative Funktionen des Organismus wie die Nahrungs- und Wasseraufnahme, die Körpertemperatur, den Kreislauf, das Schlaf- sowie das Sexualverhalten.

Kleinhirn Das Kleinhirn sitzt am Hinterhaupt unterhalb der beiden Hemisphären. Es kontrolliert die Koordination der Muskelbewegungen, plant die Bewegungen, sorgt für eine aufrechte Haltung und ist essenziell für das Gleichgewicht. Die Koordination der Muskelbewegungen ist nicht nur für das Bewegen der Arme und Beine wichtig – auch beim Sprechen werden viele Muskeln beansprucht.

Hirnstamm Der Hirnstamm verbindet das Groß- und Kleinhirn mit dem Rückenmark. Er ist der entwicklungsgeschichtlich älteste Teil des Gehirns und steuert die automatischen Körperfunktionen wie Atmung, Herzfrequenz, Körpertemperatur und Blutdruck. Außerdem ist er für den Lidschluss, den Schluck- sowie den Hustenreflex zuständig und kontrolliert den Schlaf sowie die Traumphasen.

Hirnhäute Die Hirnhäute ummanteln das Gehirn sowie das Rückenmark und bilden eine Hülle für die Hirn- und Rückenmarksflüssigkeit (Liquor). Sie bestehen aus drei Schichten, die zusammen mit dem Liquor das Gehirn vor mechanischen Einflüssen und vor größeren Temperaturschwankungen schützen.

Die Hirnhäute heißen von außen nach innen:

- Dura mater (harte Hirnhaut)
- Arachnoidea (Spinngewebshaut)
- Pia mater (weiche Hirnhaut)

Blutversorgung Durch die Blutversorgung wird das Gehirn mit Sauerstoff, Glukose und anderen Nährstoffen versorgt, und Stoffwechselprodukte sowie Kohlenstoffdioxid werden abtransportiert. Sie erfolgt über die rechte und linke innere Halsschlagader (Arteria carotis interna) sowie die Arteria vertebralis. In der Basis des Zwischenhirns verbinden sich die Arterien zu einem Gefäßring, von dem verschiedene Bahnen in die entsprechenden Hirnregionen abzweigen. Die **Arteria cerebri anterior** versorgt den vorderen und oberen Teil des Gehirns, die **Arteria cerebri media** die beiden Seiten in der Region der Ohren. Der hintere Bereich wird indes durch die **Arteria cerebri posterior** versorgt. Von der Arteria vertebralis gehen die Arteria basilaris sowie die Arteriae cerebelli hervor, die den Hirnstamm und das Kleinhirn versorgen. Je nachdem, welche Arterie betroffen ist, können unterschiedliche Symptome auftreten.

Typische Symptome

Zu den typischen Symptomen eines Infarktes der **A. cerebri anterior** zählen Auffälligkeiten der exekutiven Funktionen. Diese können sich unter anderem in einer Sprechstörung oder in Schwierigkeiten bei der Bewegungsplanung zeigen. Häufig tritt auch eine Schwäche oder ein reduziertes Gefühl im Bein gegenüber der geschädigten Seite oder eine Inkontinenz auf. Aber auch eine Persönlichkeitsveränderung kann Folge eines Infarktes der A. cerebri anterior sein.

Am häufigsten tritt ein Infarkt im Versorgungsgebiet der **A. cerebri media** auf. Typischerweise beobachtet man eine meist armbetonte Schwäche oder ein reduziertes Gefühl auf der gegenüberliegenden Körperseite. Zudem kann eine Sprach- oder Sprechstörung oder ein Neglect (die Vernachlässigung einer Raum- oder Körperhälfte) vorkommen. Sprachstörungen treten vor allem bei Schlaganfällen in der linken Gehirnhälfte, ein Neglect bei Schädigung der rechten Gehirnhälfte auf.

Bei einer Schädigung der **A. cerebri posterior** können Sehstörungen auftreten. Je nach Region können zusätzlich Gefühlsstörungen auf der gegenüberliegenden Seite der Schädigung entstehen. Auch Kopfschmerzen, Schwindel, Verwirrung oder Alexia ohne Agraphia (die Unfähigkeit zu lesen, jedoch nicht zu schreiben) sind typische Symptome. Ein Schlaganfall in dieser Arterie kommt jedoch eher selten vor.

Ich empfehle Ihnen in jedem Fall, einen Austausch mit den behandelnden Neurologen bzw. Neurologinnen zu suchen, die die Zusammenhänge zwischen den betroffenen Hirnregionen und den beobachteten Symptomen im Einzelfall erklären können. Weitere Informationen zu den typischen Schlaganfallsymptomen erhalten Sie im Kapitel »Wie man einen Schlaganfall erkennt« (Seite 20) sowie im Kapitel »Die Rehabilitation« (Seite 23).

Risikofaktoren

Manche Risiken für einen Schlaganfall lassen sich nicht beeinflussen. So kann etwa eine genetische Vorbelastung eine Rolle spielen, ebenso wie das Lebensalter (ungefähr 50% der Schlaganfälle ereignen sich in der Altersgruppe der über 75-Jährigen) oder das Geschlecht, denn Männer haben ein höheres Schlaganfall-Risiko als Frauen. Andere Faktoren hingegen kann man durch einen entsprechenden Lebensstil abschwächen oder sogar ausschalten, wie es auch für koronare Herzerkrankungen und andere Gefäßerkrankungen gilt. Der wichtigste Risikofaktor ist Bluthochdruck. Außerdem spielen Vorhofflimmern, Übergewicht, Fettstoffwechselstörungen und Diabetes mellitus sowie ungünstige Verhaltensweisen wie Bewegungsmangel und Rauchen eine wichtige Rolle. Kommen mehrere Risikofaktoren zusammen, erhöht sich das Gesamtrisiko, einen Schlaganfall zu erleiden.

Prävention

Zu den wirksamsten Präventionsstrategien gehört die gezielte Behandlung oder Veränderung jener Aspekte des Lebensstils, die die Risikofaktoren fördern. Neben einer gesunden, ausgewogenen Ernährung ist die körperliche Aktivität wichtig. Dabei kommt es nicht so sehr auf die Form der Aktivität an. Auch einen strikten Trainingsplan zu befolgen, der keinen Spaß macht, ist wenig sinnvoll, weil man ihn dann erfahrungsgemäß nach einer gewissen Zeit wieder aufgibt und wieder in alte, der Gesundheit wenig förderliche Gewohnheiten verfällt. Erfolgversprechender ist es, sich solche körperlichen Betätigungen auszusuchen, die einem Freude bereiten und die man infolgedessen regelmäßig ausführt. Oft kann es helfen, sich mit einer anderen Person zusammenzutun oder sich einer Gruppe anzuschließen. Zudem können ein gesunder Lebensstil sowie eine medikamentöse Therapie (z. B. des Blutdrucks) das Risiko erheblich senken, einen Schlaganfall zu erleiden. Um das Risiko eines zweiten Schlaganfalls sowie von Folgeereignissen anderer Gefäßerkrankungen zu reduzieren, empfiehlt die Deutsche Gesellschaft für Neurologie (DGN) neben regelmäßiger körperlicher Aktivität den täglichen Verzehr von frischem Obst und Gemüse und eine mediterrane Ernährung, inklusive Fisch. Dazu gehören auch Vollkorn- und Milchprodukte, Hülsenfrüchte, der moderate Verzehr von Fleisch (weniger rotes als helles Fleisch, vor allem Geflügel) sowie die Verwendung hochwertiger Fette, vor allem Olivenöl. Indes gibt es keine Beweise eines Vorteils durch den Konsum von Nahrungsergänzungsmitteln oder Vitaminpräparaten. Der Salz- und Alkoholkonsum sollte reduziert und auf Rauchen vollständig verzichtet werden.

Bewegung bietet mehr als ein Herz-Kreislauf-Training

Das Ausüben von Sport bei moderater Intensität kann auch die Intensität des Schlafs verbessern. Und ein erholsamer Schlaf hat wiederum einen positiven Effekt auf die mentale Gesundheit und innere Ausgeglichenheit. So schöpft man Energie, um die Herausforderungen des täglichen Lebens angehen zu können. Empfohlen wird, 3 × wöchentlich 60 Minuten zu trainieren. Menschen, die sich sportlich wenig betätigen, erkranken mit einer fast doppelt so hohen Wahrscheinlichkeit an Depressionen wie sportlich Aktive. Zudem leiden sie deutlich häufiger an Angstzuständen.

Finden Sie eine Aktivität, die Spaß macht, wie z. B. Wandern, Fahrradfahren, Schwimmen, Tanzen, Yoga, Qigong oder Tennis, um nur einige zu nennen.

Ein gesunder Geist und Körper beugen Krankheiten vor

Auch die mentale Gesundheit beeinflusst das physische Wohlbefinden und sollte in die Prävention einbezogen werden. Hier erfahren Sie, welche Maßnahmen helfen können, Schlaganfällen vorzubeugen.

Es ist wissenschaftlich belegt, dass sich die genannten Präventivmaßnahmen (Kapitel »Prävention«, Seite 17) positiv auf unsere Gesundheit auswirken können. Die Fähigkeit unseres Körpers, sich selbst zu heilen und widerstandsfähig gegen Krankheiten zu werden, ist jedoch ebenfalls nicht zu unterschätzen. Die Verantwortung liegt bei uns, unseren Körper so gut wie möglich darin zu unterstützen. Aus diesem Grund möchte ich Ihnen ans Herz legen, Ihre mentale Gesundheit nicht zu vernachlässigen und sich regelmäßig einen »Balsam für die Seele« zu gönnen.

Stress und Stressbewältigung

Stress war ursprünglich überlebenswichtig. Wurden wir bedroht, hat uns die Stressreaktion des Körpers in die Lage versetzt, die Bedrohung zu bekämpfen oder zu fliehen. Auch heute kann Stress in bestimmten Situationen hilfreich sein und unsere Resilienz stärken, solange der Gegenpol, also die Erholung und Entspannung, nicht zu kurz kommt. Stress ist ein Risikofaktor, dessen Bekämpfung mir ganz besonders am Herzen liegt. Nehmen Sie sich Zeit, um zu überlegen, wie Sie am effektivsten Stress abbauen können. Viele können sich bei einem Spaziergang in der Natur sehr gut entspannen und loslassen. Bewegung tut gut, auch das Wahrnehmen von Geräuschen und Gerüchen der Natur wirkt wohltuend. Ich habe mir im Alltag angewöhnt, mehrmals täglich tief durchzuatmen, um den Puls kurzzeitig zu senken und das vegetative Nervensystem zu beruhigen. Dies kann als Gegenpol zum Stress bereits die gewünschte Wirkung bringen. Auch etwas Neues, etwa eine Sprache, ein Instrument oder eine Sportart zu lernen, kann hilfreich sein. Dies fordert das Gehirn auf eine Art, bei der man ganz konzentriert ist und keine Zeit hat, sich zu sorgen. Suchen Sie sich etwas Passendes aus, das Ihnen beim Stressabbau hilft!

Atemübung

Atmen ist grundsätzlich ein unbewusster Vorgang und damit unserer direkten Kontrolle entzogen. Kleine Kinder atmen korrekt, im Lauf der Jahre können sich jedoch leicht falsche Gewohnheiten einschleichen. Wenn dabei Probleme auftreten, ist es besonders wichtig, wieder die richtige Atmung zu erlernen und zu physiologischen Atemtechniken zurückzufinden.

Der erste Schritt, um die Atmung zu verändern, ist ihre bewusste Wahrnehmung. Versuchen Sie deshalb, im Alltag immer wieder auf Ihre Atmung zu achten. Die folgende Übung eignet sich zudem sehr gut, um sie mit einer von einem Schlaganfall betroffenen Person gemeinsam durchzuführen. Besonders effektiv ist es, diese Übung in einer für Sie entspannenden Umgebung (z. B. in der Natur) durchzuführen. Befreien Sie sich mit jeder Ausatmung von überflüssiger Spannung, besonders im Kiefer und in den Schultern.

Erdatmung (4-7-8-Atmung) Diese Übung hilft Ihnen, sich ganz auf den Augenblick zu konzentrieren und den »Autopiloten« im Kopf auszuschalten. Je häufiger Sie üben, Ihren Atem bewusst wahrzunehmen, desto leichter fällt es Ihnen mit der Zeit, Ihre Gedanken zu lenken.

Konzentrieren Sie sich zunächst ganz auf Ihren Atem und beobachten Sie, wie die Luft in Ihren Körper hinein- und wieder herausfließt. Atmen Sie tief ein und aus. Nehmen Sie bewusst wahr, wenn Gedanken kommen, und lenken Sie Ihre Aufmerksamkeit immer wieder liebevoll zu Ihrer Atmung zurück.

Beginnen Sie dann mit der Erdatmung. Die Zungenspitze berührt dabei die Erhöhung direkt hinter den Vorderzähnen. Atmen Sie Ihre komplette Luft geräuschvoll durch den Mund aus. Schließen Sie dann den Mund und atmen Sie durch die Nase ein. Zählen Sie dabei innerlich bis vier. Halten Sie den Atem an und zählen Sie innerlich bis sieben. Atmen Sie dann die komplette Atemluft geräuschvoll durch den Mund aus und zählen Sie dabei innerlich bis acht. Wiederholen Sie diese Übung viermal.

Lachen ist gesund

Die Humortherapie wird schon seit längerer Zeit zur Behandlung von chronischen Schmerzen eingesetzt. Es gibt jedoch auch Hinweise, dass sich Lachen positiv auf die allgemeine Gesundheit auswirken kann. Man weiß, dass dadurch die Abwehrkräfte gestärkt werden und sich der Stresspegel senkt. Beim Lachen wird die Lunge vermehrt belüftet und das Herz schlägt stärker, wodurch mehr Sauerstoff in die Blutbahnen aufgenommen und optimal in Körper und Gehirn verteilt wird. Beim Lachen werden zudem Glückshormone ausgeschüttet, die auf natürlichem Weg die Stimmung steigern können. Versuchen Sie, die kleinen schönen Dinge im Leben zu sehen, und lachen Sie darüber am besten gemeinsam mit anderen.

Wie man einen Schlaganfall erkennt

Typischerweise treten Schlaganfall-Symptome plötzlich auf, sie können sich sowohl in kognitiven als auch in motorischen Störungen äußern. So zeigen sich bei vielen Menschen in solchen Fällen ganz unvermittelt Lähmungserscheinungen oder Taubheitsgefühle auf einer Körperseite, Sprach-, Seh- oder Koordinationsstörungen. Häufig kann sich die betroffene Person nicht mehr gut äußern, es fällt ihr ein Gegenstand aus der Hand oder der Mundwinkel hängt herunter. Es können jedoch auch starke Kopfschmerzen mit Übelkeit und Erbrechen, Verwirrung, Drehschwindel oder eine Gangunsicherheit bis zur Bewusstlosigkeit hinzukommen, auch Inkontinenz kann Folge eines Schlaganfalls sein. Ferner sind ein Neglect (Vernachlässigung einer Raum- oder Körperhälfte), eine Persönlichkeitsveränderung oder Alexia ohne Agraphia (die Unfähigkeit zu lesen, jedoch nicht zu schreiben) möglich.

In manchen Fällen klingen die Symptome bereits nach wenigen Minuten wieder vollständig ab, was darauf hinweist, dass es sich um eine TIA (Streifung) handeln könnte. Aber auch hier liegt ein medizinischer Notfall vor, da das Risiko eines weiteren Schlaganfalls erhöht ist. Rufen Sie bei solchen Anzeichen, auch wenn Sie sich unsicher sind, in jedem Fall sofort den Rettungsdienst! Die Patientin oder der Patient mit solchen Symptomen sollte umgehend neurologisch untersucht und behandelt werden, nur dann besteht die Chance auf eine umfassende Heilung.

Häufig bagatellisieren Betroffene die Symptome und schlagen beispielsweise vor, noch einen Tag oder eine Nacht abzuwarten. Seien Sie hier streng und handeln

Der FAST-Schnelltest

Der FAST-Schnelltest soll Laien ermöglichen, einen Schlaganfall schnell zu erkennen. FAST steht für »face, arms, speech, time«, auf Deutsch »Gesicht, Arme, Sprache, Zeit«. Sind Sie sich nicht sicher, ob eine Person einen Schlaganfall hat, lassen Sie die Person folgende Aktivitäten ausführen, anhand derer Sie die typischen Symptome erkennen können:

- Gesicht: Ist beidseitiges Lächeln möglich und sieht es natürlich aus?
- Arme: Beide Arme mit nach oben gedrehten Handflächen anheben. Fällt ein Arm etwas ab?
- Sprache: Einen einfachen Satz nachsprechen. Ist die Sprache langsam, verwaschen oder stockend?
- Zeit ist Hirn: Reagieren Sie sofort!

Zeit ist Hirn

Ist ein Hirnareal von der Blutversorgung abgeschnitten, sterben jede Minute Millionen von Nervenzellen ab. Nur eine rasche Wiederherstellung der Durchblutung kann dauerhafte neurologische Ausfälle verhindern oder zumindest reduzieren. Im Notfall können Blutgerinnsel mit einer Lysetherapie (Gabe von Enzymen, die das Gerinnsel zersetzen) aufgelöst und somit die Blutzufuhr wiederhergestellt werden. Sollte das Hauptgefäß durch ein Gerinnsel verschlossen sein, kann durch eine Thrombektomie der Thrombus über einen Katheterdraht chirurgisch entfernt werden. Diese Verfahren sind entscheidend für eine vollständige Erholung der betroffenen Personen. Sie sind jedoch nur einsetzbar, wenn der Schlaganfall nicht zu lange zurückliegt und innerhalb der ersten Stunden nach dem Ereignis behandelt werden kann.

Sie trotzdem. Ich habe kürzlich einen 46-jährigen Patienten betreut, der bereits nach zwei Wochen Neurorehabilitation nach Hause entlassen werden konnte. Beim Kartenspielen zu Hause mit dem Sohn konnte er plötzlich nicht mehr klar sprechen und er hat ein Kribbeln in der rechten Hand beschrieben. Sein 17-jähriger Sohn hat sofort reagiert und die Ambulanz gerufen – trotz Einwänden seines Vaters. Beim Eintreffen im Krankenhaus hatte sich das Kribbeln auf die gesamte rechte Körperseite ausgebreitet und sich das Sprechen weiter verschlechtert. Dank der schnellen Reaktion konnte eine langfristige Schädigung der Nervenzellen verhindert und eine vollständige Erholung erreicht werden.

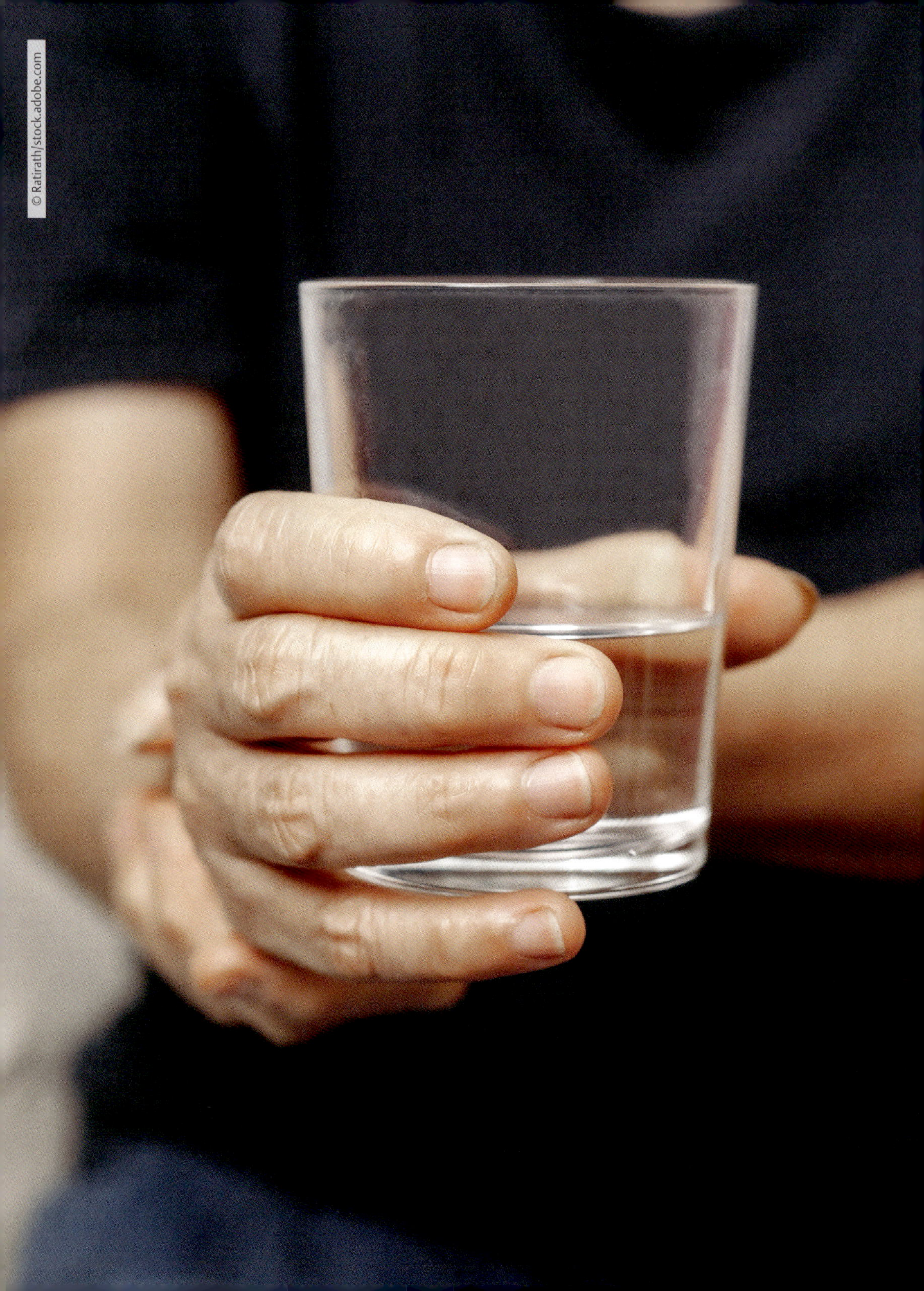

Die Rehabilitation

Wird ein Schlaganfall schnell behandelt, bestehen große Chancen auf Ausgleich der Symptome. Daher beginnt die Rehabilitation meist schon sofort nach der Diagnose.

Motorisches Lernen

Durch motorische Rehabilitationsmaßnahmen können die Symptome oft ausgeglichen werden. Jedoch sollte man möglichst schnell damit beginnen.

Wann haben Sie als gesunder Mensch zuletzt etwas Neues gelernt, z. B. ein Instrument, eine Sportart oder eine Sprache? Erinnern Sie sich noch, wie schwierig das am Anfang war? Wie steif und konzentriert Sie sich gefühlt haben? Und wie es nach mehreren Übungseinheiten viel einfacher wurde oder sich zunehmend automatisierte?

Anfänglich mussten Sie noch jede Information in kleine Häppchen gliedern. Später konnten Sie komplexere Bewegungen wahrnehmen und durchführen. Mit jeder Wiederholung hat das Gehirn angefangen, einen konkreten Programmentwurf zu kreieren und zu festigen. Man kann sich das vorstellen, wie wenn neue Bahnen im Gehirn angelegt werden, die anfangs ganz schmal sind, mit der Zeit jedoch dicker und stärker werden, bis sich das neu Gelernte natürlich und leicht anfühlt.

Auch das Wiedererlangen diverser Funktionen nach einem Schlaganfall erfolgt in einzelnen Phasen:

- 1. Phase: Zunächst existiert noch kein spezifisches Bewegungsgefühl. Vielmehr beinhaltet die Bewegung überflüssige, grobe Mitbewegungen, dabei sind die Bewegungsabläufe oft noch fehlerhaft. In dieser Phase des motorischen Lernens müssen sehr viel Energie und Konzentration aufgebracht werden. Dabei hilft das Langzeitgedächtnis, aus dem Muster oder Teilhandlungen abgerufen werden, die für die zu erlernende Bewegungsabfolge unterstützend wirken können. In dieser Phase ist eine große Wiederholungszahl zentral. Wenn beispielsweise die linke Hand gelähmt war und nun die Finger und der Arm sich wieder, auch wenn noch etwas unbeholfen, bewegen können, sollten diese so häufig wie möglich trainiert werden. Das Schreiben fühlt sich in dieser Phase eher an wie bei den ersten Versuchen zum Schulbeginn und es wäre verlockend, dies zu vermeiden, aber das repetitive Training ist zentral, um über diese erste Phase des motorischen Lernens hinauszukommen. Starten Sie mit einzelnen Formen, wie dem Zeichnen einer Spirale oder einzelner Buchstaben. Als Motivation und gute Übungsgrundlage kann das Schreiben des eigenen Namens dienen.

- 2. Phase: Wenn lange genug geübt wird, entstehen Teilentwürfe einer Bewegung und das Gefühl für die Aktivität wird verbessert. In dieser Phase kommen Adaptionen hinzu. In unserem Beispiel bedeutet dies, dass die Bewegungen fließender werden und die Handschrift wieder etwas leichter und individueller. Das Schreiben des Namens gelingt besser und die eigene Unterschrift kommt ihrem ursprünglichen Aussehen näher. Nun sollten verschiedene Wörter und Texte geschrieben werden. Förderlich ist auch, unterschiedliche Stifte zu verwenden, um ein Gefühl für den aufzubringenden Druck zu gewinnen. Um dem Üben einen weiteren Sinn zu geben, kann das Schreiben beim Lösen von Kreuzworträtseln geübt werden.
- 3. Phase: Schließlich setzt eine Automatisierung ein. Dabei entwickelt sich ein sehr differenziertes Bewegungsgefühl, die Koordination wird flüssig und leicht und der Energie- und Konzentrationsaufwand wird geringer. Es bedarf eines ausdauernden Übens, um in dieser Phase anzukommen und sich nicht mit den ersten Erfolgen zufriedenzugeben. Dafür ist ein konsequentes Üben notwendig. Üben Sie mit verschiedenen Stiften, auf unterschiedlichen Unterlagen und schaffen Sie ein normales Umfeld. Wenn man in der 3. Phase angekommen ist, lenken das Radio im Hintergrund oder das Spielen und Rufen von Kindern nicht mehr von der Aufgabe ab.

Die Gehirnstrukturen sind plastisch, also lernfähig, sodass durch intensives Training die Repräsentation der geübten Funktion im Gehirn gestärkt wird (z. B. die Handregion durch Fingerübungen). Diese Fähigkeit des Gehirns nennt man »Neuroplastizität«.

Nach einem Schlaganfall können solche gespeicherten Informationen und Abläufe durch die Verletzung der entsprechenden Gehirnareale ausgelöscht werden, sodass man sie wieder neu erlernen muss. Für die betroffenen Personen sind rehabilitative Maßnahmen für eine erfolgreiche Erholung entscheidend, denn in den ersten Stunden und Tagen ist das Gehirn am besten in der Lage, die Funktionen des betroffenen Gewebes wiederzuerlangen. Sogar die Hirnareale der gesunden Hirnhälfte spielen für das Wiedererlangen der Kraft oder der Sprache eine Rolle, weil sie die verlorenen Funktionen zum Teil übernehmen können. Ein Teil der Erholung wird durch die schnelle medizinische Betreuung erfolgen, da dadurch das betroffene Hirnareal wieder durchblutet wird und die Wundheilung einsetzen kann. Es ist jedoch möglich, dass ein Teil unwiderruflich zerstört wurde. Das bedeutet, dass sich einige Funktionen nicht mehr erholen. Durch intensives Training, basierend auf den Prinzipien der Neuroplastizität, ist es jedoch möglich, dass Umwege und Synergien in den Gehirnstrukturen genutzt und gewisse Funktionen wiedererlangt werden.

Die Betroffenen gelangen zuerst auf eine Stroke-Unit, eine spezialisierte Akutstation zur optimalen und interdisziplinären Behandlung von Schlaganfallbetroffenen. Oft erschweren Kontextfaktoren wie Alter, Vorerkrankungen (z.B. Demenz) oder eine fehlende Motivation (häufig direkt durch die Schädigung verursacht) die Rehabilitation zusätzlich. Deshalb ist ein ganzheitlicher, multiprofessioneller Behandlungsansatz besonders wichtig.

Grundprinzipien der motorischen Rehabilitation

Um das motorische Lernen so erfolgreich wie möglich zu gestalten, gilt es einige wichtige Aspekte zu berücksichtigen:

Hohe Erwartungen Die Betroffenen sollten mit hohen Erwartungen in die Rehabilitationsphase gehen. Dafür ist ein gesundes Selbstvertrauen hilfreich. Geben Sie der betroffenen Person viele positive Rückmeldungen, ermutigen Sie sie und achten Sie darauf, dass die Aufgaben zwar anspruchsvoll, aber machbar sind und nicht demotivierend wirken.

Autonomie Es ist ein Grundbedürfnis eines jeden Menschen, sich unabhängig und selbstbestimmt zu fühlen. Darauf sollte beim Training so viel wie möglich geachtet werden. Lassen Sie die betroffene Person mitbestimmen oder geben Sie ihr zumindest eine Auswahl an Möglichkeiten. Das hilft zudem, dass das Selbstvertrauen in die eigenen Leistungen gefördert und der Stress reduziert wird.

Externer Aufmerksamkeitsfokus Damit ist gemeint, jemandem ein Ziel zu nennen, anstatt ihm einen Bewegungsauftrag zu erteilen. Das bedeutet, dass ich den Auftrag »Greife das Glas« anstelle von »Hebe den Arm« geben könnte. Das Ziel, in diesem Beispiel das Glas zu greifen, hat eine ganz andere Wirkung, als wenn ziellos eine Bewegung ausgeführt würde.

Wenn diese drei Grundprinzipien beachtet werden, kann ein langfristiges, echtes Lernen stattfinden.

Welche Elemente beim Wiedererlangen der Funktionen besonders wirksam sind, wurde unter anderem von den Physiotherapeutinnen Janet H. Carr, Roberta B. Shepherd sowie Anne Shumway Woollacott erläutert. Über die Wirkungsweise wird weiterhin intensiv geforscht. Meiner Erfahrung nach sind folgende Elemente beim motorischen Lernen nach einem Schlaganfall sehr effektiv, sie werden auch von der DGN empfohlen:

- *aufgaben-/zielorientiertes Üben:* Ein konkretes Ziel wirkt motivierend, vor allem wenn es in den Alltagskontext passt. So ist es etwa motivierender, einen Schlüssel im Türschloss zu drehen, um die Tür zu öffnen, als eine fiktive Drehbewegung am Tisch sitzend, ohne Ziel und Erfolgserlebnis, auszuführen.
- *Repetition:* Um eine strukturelle Veränderung in den Gehirnstrukturen zu erreichen, sind sehr viele Wiederholungen notwendig.
- *Shaping:* Damit ist ein systematisches Üben bis an die Leistungsgrenze gemeint. Die Übung sollte also immer wieder so angepasst werden, dass die lernende Person gefordert wird.
- *Motivation:* Wenn wir motiviert sind, lernen wir einfacher. Es hilft, ein »Fernziel« zu haben, also zu überlegen, wofür man trainiert. So kann die Übung, einen Schlüssel zu drehen, um die Feinmotorik zu trainieren, bedeuten, dass die betroffene Person die Autonomie erlangen kann, wieder selbstständig das Haus verlassen zu können.
- *mentales Training:* Bewegungsbeobachtung, Visualisierung: Die Vorstellung von einer Bewegung oder Handlung wirkt aktivierend auf die Nervenzellen. Eine Übung könnte so aussehen, dass man sich auf dem Sofa sitzend vorstellt, wie man den Schlüssel in das Schloss steckt, diesen umdreht und die Tür öffnet.
- *rhythmische Unterstützung:* Rhythmisches Klatschen kann zum Beispiel beim Gehen helfen, den Fuß nach vorne zu bringen.
- *Abwechslung:* Ein abwechslungsreiches Training macht mehr Spaß und ist motivierender.
- *Pausen, Schlaf:* Genügend Pausen und ausreichender, erholsamer Schlaf können sich direkt auf den Trainingserfolg auswirken.
- *positives Feedback:* Wir lernen weder gerne noch erfolgreich, wenn wir aufgezeigt bekommen, was nicht gut ging. Betonen Sie die Erfolge und das Gute, das motiviert!
- *Selbstbestimmung:* Wir kennen dies alle aus eigener Erfahrung oder von den eigenen Kindern. Wenn uns etwas angeordnet wird, haben wir die Tendenz, uns zu sträuben. Lassen Sie die Betroffenen zu einem gewissen Grad mitbestimmen. Beispielsweise, wann und wo das Training stattfinden soll oder wie lange es dauern soll. Definieren Sie gemeinsam ein Ziel und suchen Sie dazu geeignete Übungen aus.
- *Zeit:* Um eine dauernde Veränderung zu erreichen, braucht es Zeit. Deshalb ist der Faktor Motivation so relevant, da es viel Ausdauer braucht, um dranzubleiben.

Ablauf des Rehabilitations-prozesses

Bereits im Akutkrankenhaus wird sofort mit den ersten rehabilitativen Maßnahmen begonnen, im Anschluss daran gibt es verschiedene Möglichkeiten, wobei zunächst eine stationäre Reha zu empfehlen ist.

»Rehabilitation umfasst den koordinierten Einsatz medizinischer, sozialer, beruflicher, pädagogischer und technischer Maßnahmen sowie Einflussnahmen auf das physische und soziale Umfeld zur Funktionsverbesserung zum Erreichen einer größtmöglichen Eigenaktivität zur weitestgehenden Teilhabe in allen Lebensbereichen, damit der Betroffene in seiner Lebensgestaltung so frei wie möglich wird.«[2]

Die deutsche Bundesarbeitsgemeinschaft für Rehabilitation e. V. (BAR) hat die Phasen einer Rehabilitation nach einem Schlaganfall definiert und die Voraussetzungen dafür sowie den Inhalt der unterschiedlichen Rehabilitationsformen genau beschrieben. Demnach liegt das Ziel einer Rehabilitation darin, Behinderungen, die Pflegebedürftigkeit (Reha vor Pflege) oder bei jüngeren Personen eine Erwerbsunfähigkeit (Reha vor Rente) zu vermeiden. In der ersten Phase nach einem Schlaganfall werden die Betroffenen auf einer Stroke-Unit (selten auf einer Intensivstation) behandelt. Die darauffolgende Frührehabilitation wird entweder noch im Krankenhaus oder in einer spezialisierten Rehabilitationsklinik durchgeführt. Von Beginn an erhalten die Betroffenen bereits intensive therapeutische Pflege und spezialisierte Therapieeinheiten. Zudem stellt der Einbezug der Angehörigen ein zentrales Element der Betreuung dar.

Möglichkeiten der Rehabilitation

Sobald es der Gesundheitszustand zulässt, wird eine Verlegung in eine qualifizierte stationäre, teilstationäre oder ambulante Rehabilitationseinrichtung vorgenommen.

Stationäre Rehabilitation Sie findet meist in einer Rehabilitationsklinik statt. In einer stationären Rehabilitation finden die Therapieeinheiten deutlich häufiger und intensiver statt, sodass dort gerade in den wichtigen ersten Wochen der Erholung die größten Fortschritte erzielt werden können. Wenn eine stationäre Rehabilitation möglich ist, sollten Sie dieses wertvolle Angebot nutzen.

Ambulante Rehabilitation Wenn es der Gesundheits- und Mobilitätszustand der Betroffenen zulässt, kann eine ambulante Rehabilitation in Wohnortnähe in Betracht gezogen werden. Hier können sie im Gegensatz zur stationären Rehabilitation abends nach Abschluss der Therapien wieder nach Hause zurückkehren.

Mobile Rehabilitation zu Hause oder im Pflegeheim Diese bringt den Vorteil, dass im gewohnten Umfeld Alltagssituationen konkret geübt werden können, jedoch ist sie um einiges weniger intensiv als eine stationäre oder ambulante Reha. Aufgrund des erhöhten Aufwandes kommt eine mobile Reha nur in Betracht, wenn sich Betroffene in einer fremden Umgebung nur schwer zurechtfinden und eine stationäre oder ambulante Rehabilitation wenig Erfolg verspricht.

»Vocational Rehabilitation« Darunter versteht man eine Rehabilitation zur Wiedereingliederung ins Erwerbsleben. Viele Schlaganfallbetroffene haben auch mehrere Monate nach dem Vorfall noch Schwierigkeiten mit der Kognition, der Aufmerksamkeit oder der Kraft, weshalb eine Aufnahme der früheren beruflichen Tätigkeiten schwierig sein kann. Im Rahmen der Wiedereingliederungs-Rehabilitation wird dieser Prozess intensiv betreut und schrittweise vorgenommen.

Elemente einer stationären Rehabilitation

Eine neurologische Rehabilitation wird unter Leitung einer qualifizierten Neurologin oder eines qualifizierten Neurologen in einem interprofessionellen Team durchgeführt. Alle involvierten Berufsgruppen beurteilen die medizinischen Faktoren sowie die neurologischen und neuropsychologischen Defizite und nehmen die Testung der Funktionseinschränkungen vor (Assessments). Zu diesem Team gehören Fachleute aus der Medizin, Physio-, Ergo- und Sprachtherapie, Neuropsychologie, Pflege und Sozialarbeit. Zudem werden die Kontextfaktoren, wie die Wohn- und Familiensituation, die Freizeitaktivitäten oder die berufliche Situation, erfasst. Ziel ist, die größtmöglichen Fortschritte unter Berücksichtigung des aktuellen Gesundheitszustandes zu erreichen.

Einbezug der Angehörigen

Die oder der Betroffene sowie die Angehörigen werden über die Ziele sowie die Behandlungsschritte informiert. Falls erforderlich, werden sie frühzeitig daran beteiligt, gewisse Schritte einzuleiten, wie zum Beispiel eine Anmeldung in einer Pflegeeinrichtung, Wohnraumanpassungen oder das Beschaffen von Hilfsmitteln.

Eine Halbseitenschwäche ausgleichen

Die Rehabilitation der sensomotorischen Einschränkungen, das Zusammenspiel von Sinnesorganen und Muskeln, nimmt oft großen Raum bei der Neurorehabilitation ein.

In den meisten Fällen sind die Betroffenen nach einem Schlaganfall halbseitig in der Gehfähigkeit, dem Gleichgewicht oder der Arm- und Handfunktion eingeschränkt. Für das Training in diesem Bereich sind Fachleute aus der Physio- und Ergotherapie zuständig. Um eine möglichst schnelle und erfolgreiche Erholung zu erreichen, sollten Sie sich an den bereits genannten Prinzipien des motorischen Lernens orientieren (Kapitel »Motorisches Lernen«, Seite 23), denn ein intensives, aktives Training mit einer hohen Wiederholungszahl, alltagsnahen Übungen sowie einem zusätzlichen Ausdauer- und Krafttraining bietet hohe Aussichten auf eine Heilung.

Arm-, Hand- und Beinfunktion

Der aktuellen Studienlage zufolge kann die Handgeschicklichkeit mit einer sehr hohen Wahrscheinlichkeit zumindest teilweise wiederhergestellt werden, wenn Betroffene in den ersten drei Tagen nach einem Schlaganfall ihre Finger wieder sichtbar strecken sowie die Arme wenigstens ein wenig wieder seitlich anheben können. Etwa 40 % aller Betroffenen, die anfänglich eine Armparese aufweisen, erlangen nach sechs Monaten eine gewisse Geschicklichkeit wieder. Darüber hinaus können sich die Funktionen weiter verbessern, jedoch auch wieder verschlechtern. Das könnte davon abhängen, wie intensiv die Hand im Alltag weiterhin eingesetzt wird und wie weiter trainiert wird. Wenn beispielsweise die Tiefen- (Seite 58) oder Oberflächensensibilität (Seite 57) eingeschränkt ist oder eine Halbseitenvernachlässigung (Neglect) besteht, ist es wahrscheinlicher, dass die Person den Arm häufiger vernachlässigt und eine Wiederherstellung der vollen Funktion nicht gelingt, weil die für Hände und Arme im Gehirn zuständigen Regionen verkümmern und dadurch ihre Funktionen weiter reduziert werden.

Motivieren Sie daher die betroffene Person bei vorhandenen Fehlfunktionen im Arm immer wieder, diesen einzusetzen und damit zu üben.

Im Gegensatz zur Arm- und Handfunktion erholt sich die Beinfunktion meist schneller wieder. Das hängt damit zusammen, dass mit jedem Aufstehen und jedem Schritt die Beine aktiviert werden und so ein Training einfacher in den Alltag integriert werden kann.

Reize erhalten die Repräsentation im Gehirn

Wenn aktive Bewegungen (noch) nicht möglich sind, helfen externe Reize. Dabei wird dem Gehirn jedes Mal gemeldet, dass die Hand oder der Arm noch existent sind. Die Repräsentation im Gehirn bleibt bestehen oder weitet sich sogar aus. Erhält das Gehirn keine entsprechenden Reize, verschwindet die Repräsentation des nicht benutzten Körperteils bereits nach wenigen Wochen. Deshalb ist das Potenzial für eine erfolgreiche Rehabilitation in den ersten Wochen nach einem Schlaganfall am größten. Die Therapien sind darauf ausgerichtet, Reize zu vermitteln, wenn möglich aktiv und mit hoher Aufmerksamkeit. Aber bereits die Vorstellung einer Bewegung erzeugt im Gehirn eine ähnliche Information, wie wenn sie wirklich ausgeführt würde.

Training durch Alltagsbewegungen

Wenn bereits erste Funktionen zu beobachten sind, sollte die betroffene Seite intensiv trainiert werden. Dabei sollte man die Hand so oft wie möglich bei Alltagsaktivitäten einsetzen. Auch wenn es dadurch länger dauert, etwa ein Brot zu bestreichen, sich anzukleiden oder die Tür zu öffnen – das sind die Goldminen des Alltags in Bezug auf eine erfolgreiche Rehabilitation. Erinnern Sie die betroffene Person immer wieder daran, die Hand zu benutzen oder es zumindest zu versuchen. Wenn es nicht gleich funktioniert, kann dies für die Person sehr frustrierend sein. Loben Sie sie daher immer wieder, wenn etwas geklappt hat.

Der intensive Einsatz in Alltagsfunktionen führt jedoch nur eingeschränkt zum gewünschten Erfolg. Für noch bessere Resultate ist ein zusätzliches intensives, spezielles Training besonders für den Arm und die Hand notwendig.

Methoden der Rehabilitation in Fachpraxen

Im Rahmen der Rehabilitation werden zusätzlich unterschiedliche Therapiemethoden angewendet, die sich für das Training zu Hause nicht eignen, weil sie ein vertieftes Fachwissen benötigen oder komplexe, teure Geräte erfordern. Dazu gehört beispielsweise die **funktionelle Muskelstimulation**, bei der Muskelkontraktionen ausgelöst werden. Sie kann das Training der Hand- und Armkraft unterstützen oder zum Abbau einer Spastik der Hand- und Fingerbeuger eingesetzt werden.

Des Weiteren wird die konventionelle Therapie häufig durch **virtuelle Realität** und **robotergestütztes Training** ergänzt. Damit kann die Funktion der Hand oder des Armes in einer ansprechenden, motivierenden Realität trainiert werden. Diese Technologien fördern häufig die Motivation und geben den Trainierenden eine Rückmeldung über den Trainingserfolg. Geräteunterstützend bietet das Training der Hand- und Armfunktion mithilfe von Robotik-gesteuerten Geräten zusätzliche Therapievarianten. Diese ermöglichen Bewegungen und geben Reize, die rein muskulär nicht (mehr) möglich sind. Achten Sie dabei darauf, dass die Person mit einer hohen Motivation trainiert und dabei Spaß hat. Zudem sind sehr viele Wiederholungen und eine hohe Intensität notwendig, um die bestmöglichen Resultate zu erreichen.

Tipps für den Alltag

- Berühren Sie den betroffenen Arm und die Hand oft und geben Sie Reize, wie beispielsweise durch Streicheln, mit einem Igelball, einer Bürste oder durch vorsichtiges Bewegen.
- Achten Sie darauf, dass sich die Muskelspannung nicht verstärkt und die betroffene Person keine Schmerzen leidet.
- Bewegen Sie die Hand und den Arm oft durch, um Verkürzungen zu vermeiden.
- Achten Sie auf eine gute, schmerzfreie Lagerung.
- Bei vorhandener Funktion der Hand ermuntern Sie die Person, die eingeschränkte Seite oft einzusetzen! So soll sie beispielsweise beim Anziehen mithelfen, beim Essen die betroffene Hand einsetzen oder mit ihr das Gesicht waschen.
- Ziehen Sie während einer Aktivität, beispielsweise während eines Brettspiels, einen Fausthandschuh über die nicht betroffene Hand, um den Einsatz der betroffenen Hand zu forcieren.

Arm-Basis-Training bei hochgradigen Lähmungen

Wenn der betroffene Arm oder die betroffene Hand noch keine oder wenig spür- oder sichtbare Bewegungen durchführen kann, eignet sich ein Arm-Basis-Training,[3] mit dem die komplexen Bewegungen im Arm langsam angebahnt werden. Dafür wird eine Bewegung in einzelne Abläufe unterteilt und jedes Gelenk zuerst einzeln trainiert. Erst dann werden die Bewegungen wieder zusammengeführt. Das Training vollzieht sich in drei Stufen:

- *Stufe 1:* Die Gelenke werden einzeln und isoliert im vollen Bewegungsausmaß bewegt. Dabei darf das Gewicht des Armes gestützt werden. So kann sich die betroffene Person ganz auf die Bewegung konzentrieren. Erst wenn sie sie selbstständig ohne Ihre Hilfe durchführen kann, gehen Sie zur nächsten Stufe über.
- *Stufe 2:* Nun kommen Halteaufträge dazu, das heißt, die einzelnen Positionen werden kurz gehalten. Verstärkend können Sie dabei mit Ihrer Hand etwas Widerstand geben.
- *Stufe 3:* Jetzt werden die Bewegungen zusammengeführt und die einzelnen Gelenke gleichzeitig bewegt.

Ich zeige Ihnen hier einige an das Arm-Basis-Training angelehnte Übungen in vereinfachter Form. Der Arm besteht aus einzelnen Gelenken, die sich teilweise in mehrere Richtungen bewegen lassen. Es würde den Rahmen sprengen, wenn Sie alle einzelnen Gelenke trainierten, daher erkläre ich jeweils eine Übung für die Hand, für den Ellenbogen und für die Schulter, die möglichst 3 × täglich 20 × durchgeführt werden. Bei diesen Übungen ist die Ausgangsposition stets dieselbe: Die betroffene Person sitzt am Tisch und legt die Hände darauf ab, Sie sitzen neben ihr.

Übung: Faust machen und Finger strecken

Umfassen Sie mit einer Hand die Finger, mit der anderen Hand den Daumen der betroffenen Hand und bewegen Sie sie zu einer Faust und öffnen Sie die Hand wieder, bis die Finger vollständig gestreckt sind. Führen Sie die Bewegungen langsam und bewusst durch. Wichtig dabei ist, dass die betroffene Person die Bewegung beobachtet und versucht, die Finger aktiv mitzubewegen. Wenn Sie spüren, dass sie sie etwas bewegen kann, lassen Sie sie die Endstellungen, also die Faust und die gestreckten Finger, kurz halten. Sie können nun mit Ihren Händen dabei etwas Widerstand geben. Helfen Sie weiterhin beim Bewegen, wo dies notwendig ist; wenn es möglich ist, soll die Übung dann selbstständig durchgeführt werden, am besten in maximaler Geschwindigkeit.

Übung: Ellenbogen beugen und strecken

Umfassen Sie mit einer Hand den Oberarm, mit der anderen das Handgelenk des betroffenen Armes. Bewegen Sie das Handgelenk in Richtung Schulter und beugen Sie den Arm im Ellenbogengelenk. Führen Sie die Bewegungen langsam und bewusst durch und lassen Sie die betroffene Person die Bewegung übernehmen. Sobald etwas Aktivität entsteht, lassen Sie sie den Arm in unterschiedlichen Positionen kurz selbst halten. Dann können Sie zusätzlich etwas Widerstand geben. Wenn möglich, soll der Arm ohne Hilfe gebeugt und gestreckt werden. Darauf aufbauend können Sie mit Ihren Händen Widerstand geben und stetig das Tempo steigern.

Übung: Arm nach vorne hochstrecken und senken

Umfassen Sie mit einer Hand den Oberarm, mit der anderen das Handgelenk des betroffenen Armes. Bewegen Sie den gestreckten Arm nach oben etwa bis auf Schulterhöhe, und senken Sie ihn wieder. Dabei dürfen keine Schmerzen in der Schulter auftreten. Führen Sie die Bewegungen langsam und bewusst durch und lassen Sie die betroffene Person die Bewegung übernehmen. Sobald etwas Aktivität entsteht, lassen Sie sie den Arm in unterschiedlichen Positionen kurz halten. Geben Sie hier keinen Widerstand, um das Schultergelenk nicht unnötig zu belasten. Sobald es möglich ist, soll die Person ohne Hilfe den Arm anheben und senken. Achten Sie darauf, keine Ausweichbewegungen zuzulassen. Sollte sich der gesamte Schultergürtel oder der Rumpf mitbewegen, anstatt nur das Schultergelenk, dann gehen Sie eine Stufe zurück.

Spiegeltherapie

Ergänzend zu diesen Übungen sollte eine Spiegeltherapie erfolgen, bei der ein Spiegelbild der nicht betroffenen Hand scheinbar normale Bewegungen der betroffenen Hand zeigt. Dafür setzt sich die betroffene Person nah an die Tischkante, auf dem Tisch steht ein Spiegel so vor ihr, dass sie die gesunde Hand darin sieht und meint, dies sei die betroffene Hand. Nun bewegt sie die gesunde Hand wie im Folgenden beschrieben und beobachtet die Bewegung im Spiegel. Das Gehirn interpretiert nach einiger Zeit diese Reize so, als ob sie von der betroffenen Körperseite kämen. Wichtig dabei ist es, dass die Person in den Spiegel und somit die gesunde, nur scheinbar betroffene Hand sieht und sich dabei vorstellt, wie sie sich bewegt. Führen Sie diese Übung täglich 15–20 Minuten durch.

Am besten nehmen Sie dafür einen rechteckigen Spiegel. Wenn Sie keinen Standspiegel haben, können Sie einen einfachen Spiegel z. B. zwischen vier Konservendosen festklemmen.

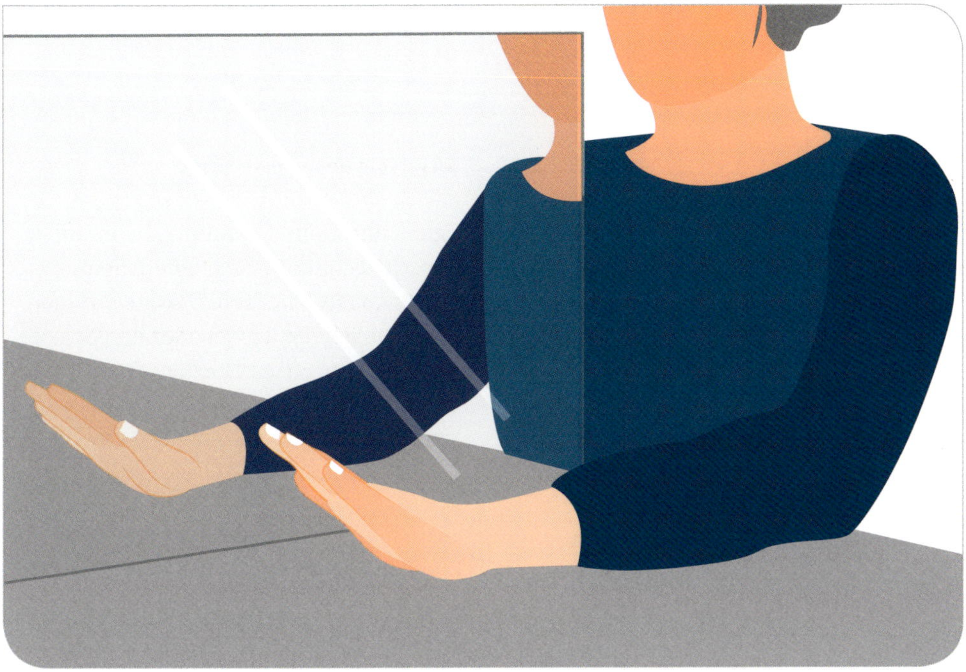

Erlernen von Bewegungen durch Beobachten im Spiegel

Übung: Bewegungsbeobachtung im Spiegel

Die betroffene Person sitzt am Tisch, den Spiegel mittig vor sich. Setzen Sie sich entweder neben sie oder ihr gegenüber und erklären Sie die Übungen. Die Person soll erst einmal die Hand beobachten und das Spiegelbild auf sich wirken lassen. Sagen Sie ihr, dass sie die betroffene Hand im Spiegel sieht. Es ist wichtig, dass das Spiegelbild als das Bild der betroffenen Hand wahrgenommen wird. Nun soll die Person mit der gesunden Hand verschiedene Bewegungen durchführen, zum Beispiel:

- Hand öffnen und schließen
- Finger gemeinsam oder einzeln anheben und wieder senken
- Finger spreizen
- Daumenspitze abwechselnd zu den einzelnen Fingerkuppen führen
- Handfläche abwechselnd auf den Tisch und Richtung Decke drehen

Übung: Bewegungserfahrung mit Spiegel

Erst wenn sich die Person beim Beobachten der Bewegungen wohlfühlt und diese einige Male durchgeführt hat, sollte die betroffene Hand einbezogen werden. Lassen Sie die Person die Bewegungen wiederholen, nun jedoch gleichzeitig exakt dieselben Bewegungen auch mit der betroffenen Hand. Helfen Sie bei Bedarf bei den Bewegungen der betroffenen Hand mit. Es ist durchaus möglich, dass dabei zunächst Missempfindungen in dieser Hand ausgelöst werden. Das ist in Ordnung, solange keine Schmerzen entstehen.

Übung: Berührungserfahrung mit Spiegel

Als letzte Steigerung der Spiegeltherapie können Sie Materialien einsetzen. Setzen Sie sich der Person gegenüber und berühren Sie mit den Materialien ihre beiden Hände, führen Sie dabei dieselben Berührungen mit beiden Händen durch. Nutzen Sie dazu zum Beispiel zwei gleiche Noppenbälle und rollen Sie damit die Hände auf beiden Seiten des Spiegels ab. Die Person blickt dabei weiterhin im Spiegel zur gesunden, nur vermeintlich betroffenen Hand. Sie sieht nun nicht nur die Berührung, sondern spürt sie auch. Statt der Bälle können Sie auch einfache Massagehandschuhe oder kleine Frotteetücher verwenden.

Mentales Training

Durch das mentale Training kann die motorische Erholung nach einem Schlaganfall verbessert werden. Dabei stellt man sich eine Bewegung gedanklich vor. Dies kann in Ruhe, also ohne Bewegungen, geschehen, alternativ können gedankliche Vorstellung und Ausführung einer Übung auch kombiniert werden. Dabei hilft es, sich die Bewegung im Detail vorzustellen. Wenn man beispielsweise üben möchte, eine Flasche zu öffnen, soll sich die Person die Flasche ganz konkret und in allen Einzelheiten vorstellen. Sie soll sich gedanklich ausmalen, wie die gesunde Hand die Flasche hält und wie die betroffene Hand den Drehverschluss greift und dreht. »Malen Sie mental ein Bild« – diese Aufforderung vereinfacht den Lernprozess und ermöglicht dem Gehirn, bekannte Verbindungen zu nutzen.

Übung: Bewegungsvorstellung

Kombinieren Sie die Bewegungsvorstellung mit den Übungen zum Anbahnen von Bewegungen. Sprechen Sie die Bewegungen, die Sie durchführen, laut mit und motivieren Sie die betroffene Person dazu, die Bewegung gedanklich durchzuführen. Sie können dies jedoch auch in Alltagsaktivitäten mit einbauen. Wenn Sie der Person beispielsweise beim Ankleiden behilflich sind, führen Sie den Arm langsam und bewusst durch den Ärmel des T-Shirts, sagen Sie laut, was der Arm gerade macht, und weisen Sie die Person an, die Bewegung gedanklich mitzumachen. Motivieren Sie sie dazu, die Bewegungen oder Aktivitäten in ihrer Vorstellung immer wieder gedanklich zu wiederholen.

Umgang mit Handödem

Es kommt nicht selten zu einem Ödem, also einer Schwellung, in der gelähmten Hand. Dies kann durch die verminderte Bewegung, aber auch durch eine Überbelastung, vor allem durch eine ungünstige Handhabung oder Lagerung des Armes oder der Hand, verursacht werden.

Bewegen Sie daher den Arm regelmäßig durch. Achten Sie dabei darauf, nicht an der Schulter zu ziehen. Insbesondere, wenn die betroffene Person kein Schmerzempfinden in der betroffenen Schulter hat, ist Vorsicht geboten. Achten Sie im Alltag darauf, dass der Arm nicht frei hängt, sondern legen Sie ihm immer ein Kissen unter oder stützen Sie ihn auf einem Tisch ab. Das ist insbesondere bei kompletten Armlähmungen sehr wichtig. Es kann zudem vorkommen, dass die Person ihren betroffenen Arm etwas rau behandelt, da er und die entsprechende Hand ihr wie ein Fremdkörper vorkommen. Machen Sie sie darauf aufmerksam, die Hand nicht an den Fingern anzuheben oder zu verschieben, sondern das Handgelenk zu fassen. Beim Anheben des Armes, beispielsweise um ihn auf den Tisch zu legen, soll die Person mit dem nicht betroffenen Arm den ganzen Unterarm einschließlich Ellenbogen anheben. Diese Technik wird meistens bereits während der Rehabilitation vermittelt.

Sollte von der Rehabilitationseinrichtung eine Armschlinge oder Schiene mitgegeben worden sein, legen Sie diese für die Transfers oder zum Gehen an. Nehmen Sie sie jedoch dazwischen wieder ab, da die körpernahe, gebeugte Position des Armes den Lymph- und Blutfluss einschränkt und dadurch längerfristig ein Ödem verstärken kann.

Sollte es trotz der Vorsichtsmaßnahmen zu einem Ödem kommen, können folgende abschwellende Maßnahmen helfen:

- Lagerung: Lagern Sie den Arm regelmäßig hoch, um den Abfluss der Schwellung zu gewährleisten. Dies eignet sich vor allem für die Rückenlage, kann aber auch beim Sitzen am Tisch funktionieren. Dazu können Sie ein herkömmliches Kissen verwenden.
- Legen Sie kühlende Umschläge um die Hand, entweder mit kühlen Tüchern oder Quarkwickeln.
- Bewegen Sie die Finger, die Hand und den Arm vorsichtig durch. Dabei sollte die betroffene Person möglichst aktiv mithelfen.

Training bei mittelgradigen bis leichten Lähmungen

Für Personen, deren Arm und Hand ihre Funktion noch nicht vollständig wiedererlangt haben, sich aber schon in gewissen Grenzen im Alltag einsetzen lassen, hat man spezielle Übungen entwickelt. Am bekanntesten ist das Arm-Fähigkeits-Training. Dabei werden unterschiedliche Übungen in einer standardisierten Weise mehrmals wiederholt, damit der Arm leistungsfähiger wird. Im Vordergrund steht immer, das in der Therapie Erlernte in die Alltagssituation zu überführen. Für dieses Training gibt es ein eigenes Anleitungsbuch von Thomas Platz, siehe dazu die Quellenangaben (Seite 121).

Ich stelle Ihnen hier ein selbst entworfenes, kürzeres Feinmotorik-Training vor, das man mit Alltagsgegenständen einfach zu Hause durchführen kann. Ich empfehle Ihnen, Kopien von den Vorlagen der Übungen 1 und 4 anzufertigen, um sie wiederverwenden zu können, oder eigene Vorlagen zu erstellen.

Übungen: Für die Feinmotorik

Der Ablauf des Trainings bleibt über den gesamten Zeitraum bestehen, damit die Zeit gemessen und in einem Übungstagebuch die jeweilige Höchstpunktzahl oder Bestzeit eingetragen werden kann.

Jede Übung sollte 1 Minute lang ausgeführt werden oder bis die Übung beendet ist (Labyrinth). Messen Sie also jedes Mal die Zeit oder zählen Sie die Punkte und notieren Sie sie. Beim nächsten Mal sollte die Punktzahl übertroffen bzw. die Zeit unterboten werden.

- *Zielbewegungen:* Mit einem Kugelschreiber vorgegebene Punkte unterschiedlicher Größe der Reihe nach von links nach rechts antippen. Dabei werden nur die getroffenen Punkte gewertet (1 Minute / Anzahl getroffene Punkte). Wenn die Übung mühelos gelingt, die schwierigere Variante durchführen.
- *Tippen:* Nacheinander mit den Fingern auf den Tisch tippen, dabei mit dem Daumen beginnen. Jeder fehlerfreie Durchgang wird mit einem Punkt bewertet (1 Minute / Anzahl fehlerfreier Durchgänge).
- *Münzen umdrehen:* Eine Münze (je kleiner, desto schwieriger) zwischen Daumen und Fingern der betroffenen Hand halten und drehen (1 Durchgang / Anzahl der Halbumdrehungen). Wenn die Münze hinunterfällt, darf die andere Hand helfen, sie wieder in die betroffene Hand zu geben.
- *Labyrinth:* Mit einem Kugelschreiber zügig ein vorgedrucktes Labyrinth nachzeichnen, ohne dabei die Labyrinthlinie zu überqueren. Bei jedem Fehler wird zur erforderlichen Zeit eine Strafsekunde addiert (1 Durchgang / Sekunden inkl. Strafsekunden). Wenn die Übung mühelos gelingt, die schwierigere Variante durchführen.

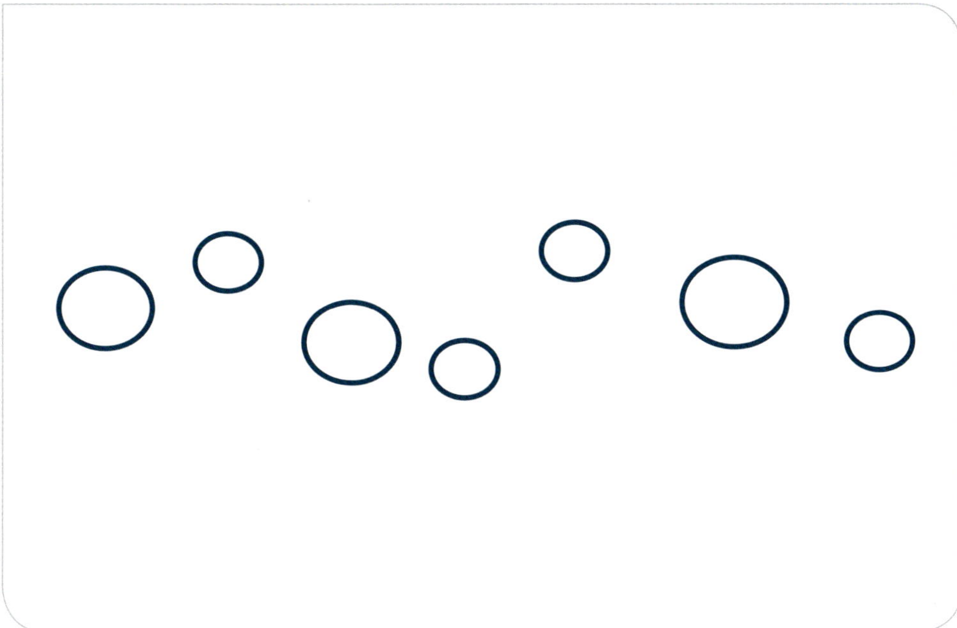

Übungsvorlage für die Zielbewegungen

Übungsvorlage für die Zielbewegungen, Variante

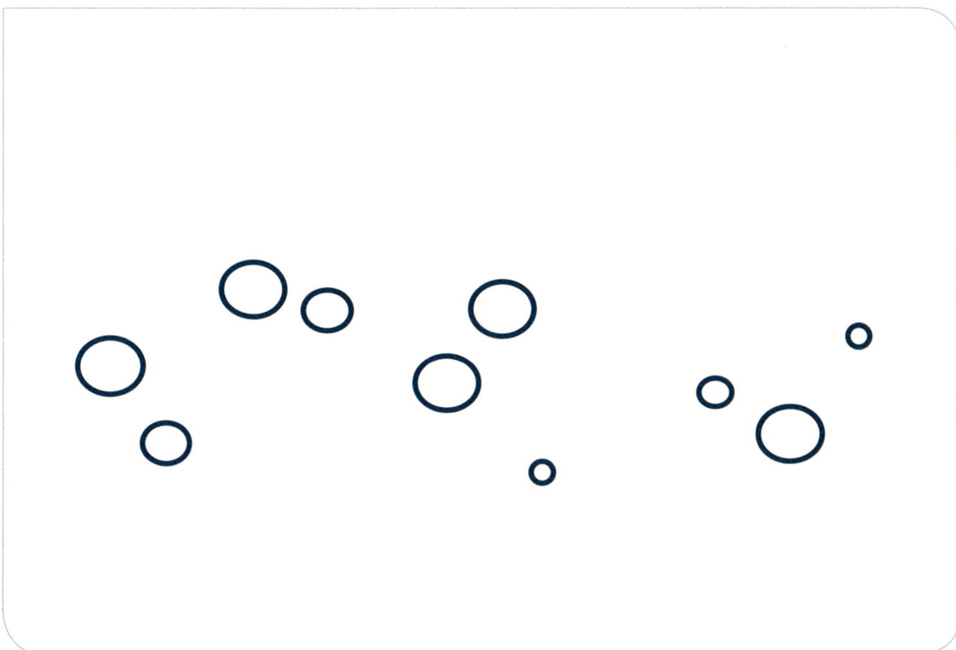

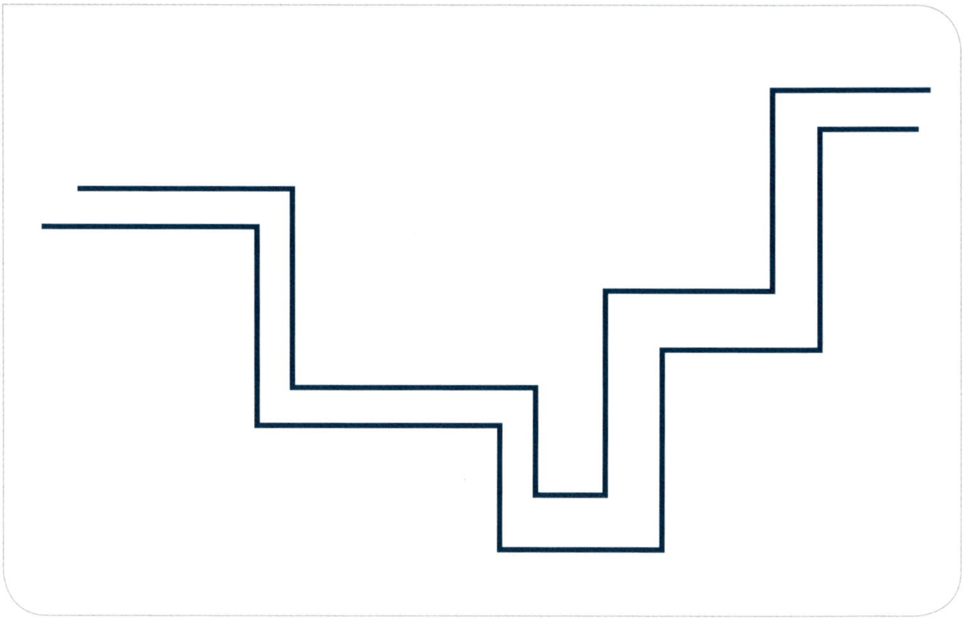

▲ Übungsvorlage für das Nachfahren im Labyrinth

▼ Übungsvorlage für das Nachfahren im Labyrinth, Variante

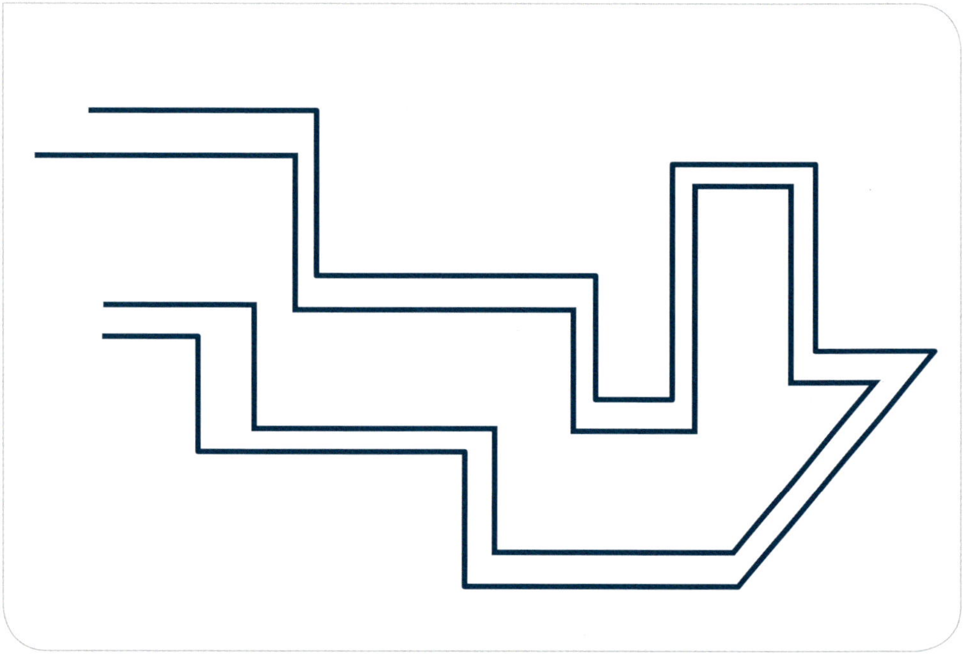

- *Schrauben:* Bei dieser Übung sollen Muttern auf Schrauben gedreht und wieder abgedreht werden, wobei nur mit der betroffenen Hand gedreht werden darf. Die weniger betroffene Hand hält dabei die Schraube (1 Minute / Anzahl aufgedrehter Muttern).

Constraint-induced movement therapy (CIMT)

Unter »constraint-induced movement therapy«, abgekürzt CIMT, versteht man den forcierten Gebrauch von Gliedmaßen im Rahmen einer Therapie, wenn sie etwa nach einem Schlaganfall beeinträchtigt sind. In Fällen, in denen zum Beispiel ein Arm teilweise gelähmt ist, von der betroffenen Person aber im Alltag gar nicht mehr eingesetzt wird, hat sich diese Methode als sehr wirksam erwiesen. Dafür wird z. B. der nicht betroffenen Hand ein Fäustling angelegt, um den Einsatz der schwächeren Extremität zu forcieren. Im Vordergrund der CIMT-Therapie steht das repetitive Training, bei dem durch möglichst viele Wiederholungen und systematisches Üben an der Leistungsgrenze (Shaping) das motorische Lernen gefördert und die Plastizität des Gehirns genutzt wird.

Die ursprüngliche Form der Therapie sieht vor, sechs Stunden lang aktiv zu trainieren und in 90 % dieser Zeit den nicht betroffenen Arm zu immobilisieren. Dies ist jedoch weder im Alltag noch im Rahmen der Rehabilitation umsetzbar. Verschiedene Übersichtsarbeiten konnten nachweisen, dass CIMT auch in einer abgeschwächten, modifizierten Form (mCIMT) zu einer der erfolgreichsten Therapien für die Rehabilitation des Hand- und Armgebrauchs zählt. Dabei verbessern sich nicht nur die Funktionen an sich, sondern auch die Übertragung in den Alltag.

Übung: mCIMT für den forcierten Armgebrauch

Ziehen Sie der Person einen Fäustling an die nicht betroffene Hand, um diese daran zu hindern, die Aufgaben zu übernehmen. Lassen Sie die Person nun mindestens 30 Minuten mit der betroffenen Hand intensiv trainieren. Kombinieren Sie die mCIMT mit den Übungen für die Feinmotorik (Seite 38), das ist zeitsparend und sehr effizient.

Zusätzlich können Sie den Handschuh während des Essens und Trinkens anziehen, sofern das Essen vorgeschnitten ist oder mit der Hand gegessen werden kann. Oder verwenden Sie den Handschuh, wenn Sie zusammen ein Brettspiel spielen.

Krafttraining

Im Rehabilitationsprogramm für die obere Extremität darf das Krafttraining nicht fehlen. Bei schwereren Armparesen entspricht jede Bewegung einer Kraftübung. Wenn sich die Symptome jedoch bessern, macht es Sinn, zusätzlich spezifische Übungen für die Kraft einzubauen. Um den größtmöglichen Trainingseffekt nutzen zu können, sollen die Übungen dreimal wöchentlich in jeweils drei Serien durchgeführt werden. Das bedeutet, nach jedem Durchgang eine Pause von etwa einer Minute einzulegen, bevor der nächste Durchgang gestartet wird.

Übung: Krafttraining für die Finger

Legen Sie einen weichen Ball oder einen Gegenstand aus Schaumstoff in die betroffene Hand. Je härter der Gegenstand ist, desto schwieriger wird die Übung. Die Person soll nun den Ball 12 × so fest wie möglich zusammendrücken und den Druck wieder lösen. Wenn diese Übung gut funktioniert, werden die Finger nacheinander einzeln in den Ball gedrückt. Lassen Sie auch diese Übung 12 × wiederholen. Als Steigerung wird diese Übung in einer höheren Geschwindigkeit ausgeführt.

Übung: Krafttraining für den Unterarm

Stellen Sie eine gefüllte Halbliterflasche aus Kunststoff auf den Tisch. Die zu trainierende Hand greift die Flasche, hebt sie 12 × an und stellt sie wieder hin, wobei der Ellenbogen auf dem Tisch liegen bleiben soll.

Als zweite Übung wird die Flasche flach auf den Tisch gelegt und soll ebenfalls hochgehoben und wieder abgelegt werden, wobei der Ellenbogen ebenfalls auf dem Tisch liegen bleiben soll. Alternativ können Kurzhanteln mit verschiedenen Gewichten verwendet werden.

Übung: Mit den Händen krabbeln

Bei dieser Übung steht man vor einer Wand, legt die Hände daran und schiebt sie langsam nach oben Richtung Decke oder krabbelt mit den Fingern hoch. Falls der betroffene Arm zu schwach ist, um sich selbst hochzuarbeiten, können Sie dabei behilflich sein. Die Arme dürfen so weit nach oben krabbeln, wie es ohne Ausweichbewegungen und vor allem ohne Schmerzen möglich ist.

In der Endstellung angekommen, sollen beide Hände einmal nacheinander von der Wand abgehoben werden. Sollte die Kraft dafür nicht ausreichen, sollte man versuchen, den Druck auf die Hände abwechselnd zu reduzieren. Nach jedem Durchgang soll die Person mit den Händen wieder nach unten krabbeln und die Übung 12 × wiederholen.

» Ruderübung mithilfe eines Thera-Bandes

Übung: Rudern mit Thera-Band

Befestigen Sie ein starkes Gummiband (z. B. Thera-Band) an einem Türgriff oder an einem Bettgitter. Die betroffene Person setzt sich auf einen Stuhl aufrecht vor das Band und fasst mit jeder Hand ein Bandende. Um ein Abrutschen zu verhindern, kann das Gummiband um die Hände gewickelt werden. Die Arme sollen nun in einer Ruderbewegung 12 × nach hinten neben die Rippen gezogen und wieder gelöst werden. Der Rumpf darf sich dabei leicht nach hinten und vorne mitbewegen. Achten Sie darauf, dass die Schultern nicht hoch- oder nach vorne gezogen werden und dass kein Hohlkreuz entsteht.

Übung: Abstoßen mit Thera-Band

Hier sitzt man mit dem Rücken zum Band und fasst mit den Händen die beiden Enden. Dann stößt man die Hände 12 × nach vorne und löst anschließend die Spannung wieder. Der Rumpf darf sich dabei leicht nach hinten und vorne mitbewegen. Achten Sie darauf, dass die Schultern nicht hochgezogen werden oder nach vorne fallen und dass kein Hohlkreuz entsteht.

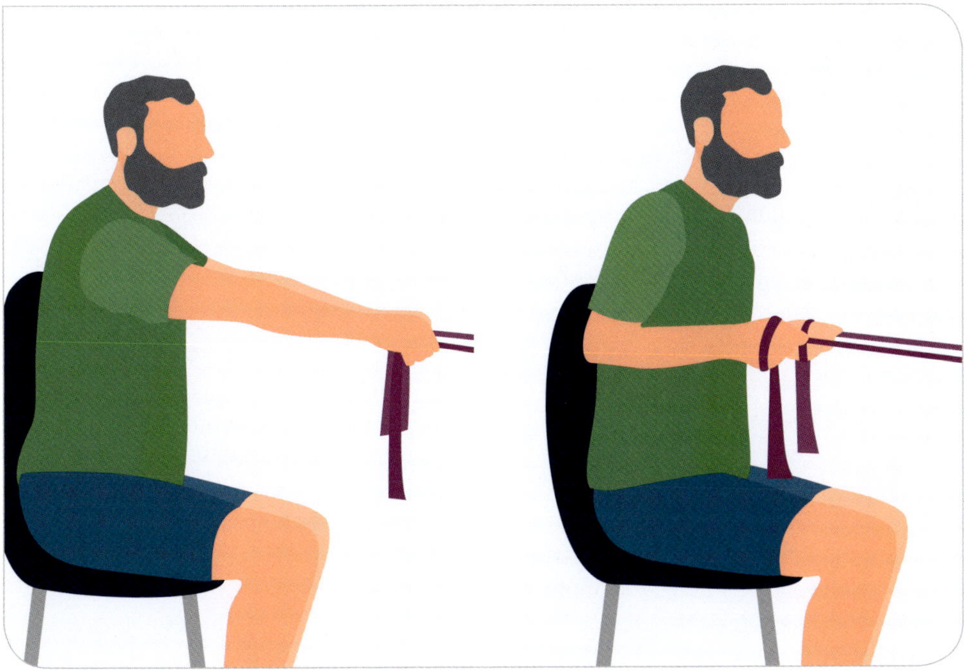

Wiedererlangung der Rumpfstabilität

Eine ausreichende Stabilität im Rumpf ist für die meisten Alltagsaktivitäten notwendig und daher Voraussetzung für eine gewisse Autonomie.

Schon eine minimale Rumpfstabilität erlaubt uns, aufrecht zu sitzen oder zu stehen. Dabei wird die tiefe Bauch- und Rückenmuskulatur stetig beansprucht und gleicht kleine Bewegungen sowie äußere Einwirkungen aus. Freies Sitzen oder gar das Greifen eines Gegenstands erfordert bereits ein ziemlich hohes Maß an dynamischer Rumpfstabilität. Freies Stehen oder Gehen verlangt zusätzlich, diese Rumpfstabilität so zu koordinieren, dass wir nicht nur das Gleichgewicht halten, sondern uns auch ökonomisch und elegant bewegen können. Daher beinhaltet eine Rehabilitation nach einem Schlaganfall immer das Training der Rumpfmuskulatur. Je nach Ausmaß der Einschränkung können die Übungen kontinuierlich gesteigert werden. Auch ein Gleichgewichtstraining trainiert den Rumpf, denn eine verminderte Rumpfstabilität beeinflusst das Gleichgewicht. Übungen zur Stabilisierung des Gleichgewichts werden im Kapitel zur Gehfähigkeit (Seite 48) erklärt.

Übung: Sitzstabilität trainieren

Die betroffene Person sitzt im Rollstuhl oder auf einem Stuhl in einer sicheren Position. Bei einer Instabilität, also wenn die Gefahr besteht, dass sie umkippen könnte, stellen Sie den Stuhl an einen Tisch, damit sie sich bei Unsicherheit stützen kann. Legen Sie eine Hand an den oberen Rücken, die andere auf den Brustkorb und helfen Sie der Person nun, sich mit dem Rücken von der Lehne zu lösen und das Gleichgewicht zu halten (freier Sitz). Dabei ist darauf zu achten, dass weitergeatmet wird und die Position gehalten werden kann. Wenn dies 30 Sekunden lang sicher möglich ist, können Sie Steigerungen einbauen: im freien Sitz den Kopf drehen, die Schultern kreisen oder tiefe Atemzüge machen, dabei aufrecht und stabil sitzen bleiben.

Übung: Ballon spielen

Die betroffene Person sitzt in einer sicheren Position auf einem Stuhl oder an der Bettkante. Wenn die Gefahr besteht, dass sie umkippen könnte, rücken Sie einen Tisch heran, damit sie sich bei Unsicherheit stützen kann. Werfen Sie ihr nun einen Luftballon zu, den sie mit einer Hand zurückschlagen soll. Spielen Sie den Ballon so oft wie möglich hin und her und zählen Sie die Anzahl der erreichten Spielzüge. Diese gilt es beim nächsten Mal zu übertreffen. Führen Sie diese Übung nur durch, wenn Sie sicher sind, dass sich die Person auffangen kann, wenn sie sich nach dem Ballon ausstreckt. Meistens wird automatisch nur der nicht betroffene Arm eingesetzt, ermuntern Sie die Person daher möglichst auch zum Einsatz des betroffenen Arms.

Übung: Streckübung

Die betroffene Person sitzt in einer sicheren Position auf einem Stuhl oder an der Bettkante. Wenn die Gefahr besteht, dass sie umkippen könnte, rücken Sie einen Tisch heran, damit sie sich bei Unsicherheit stützen kann. Als Aufwärmübung soll sie die Arme in Richtung Decke heben und dann wieder sinken lassen, dabei soll der Rücken gestreckt werden. Ermutigen Sie die Person möglichst auch zum Einsatz des betroffenen Arms; falls nötig, kann sie ihm mit dem nicht betroffenen durch einen Griff ans Handgelenk helfen. Anschließend wird die Übung in Gegenrichtung ausgeführt. Dafür die Hände an den Unterschenkeln entlang nach unten zu den Füßen gleiten lassen und dabei einen runden Rücken machen.

Nach ein paar Durchgängen können Sie mit der eigentlichen Kräftigungsübung starten. Halten Sie einen Gegenstand in Reichweite seitlich der betroffenen Person, vor sie oder über sie, und lassen Sie sie mit einer Hand danach greifen. Wählen Sie Positionen aus, die herausfordernd sind, achten Sie aber darauf, dass die Person beim Strecken das Gleichgewicht nicht verliert. Dabei sollte insbesondere mit dem betroffenen Arm trainiert werden, falls möglich. Falls die Kraft dafür nicht ausreicht, ist es völlig in Ordnung, nur mit dem nicht betroffenen Arm nach dem Gegenstand zu greifen, denn auch dabei wird der Rumpf trainiert.

Übung: Ball prellen

Eine gute Übung zur Kräftigung der Bauchmuskulatur wie auch der Rückenmuskulatur ist das Prellen eines Balles. Dafür setzen Sie sich der betroffenen Person gegenüber. Nehmen Sie einen Ball (etwa einen Schaumstoffball) und prellen Sie ihn über den Boden der Person zu, damit sie ihn auffängt und anschließend wieder zu Ihnen zurückprellt. Sie können die Übung ein paar Minuten lang wiederholen und dabei zählen, wie oft der Ball ohne Unterbrechungen hin und her geprellt werden kann. Zur Abwechslung können Sie sich den Ball auch zuwerfen.

Spannender und schwieriger wird diese Übung, wenn Sie noch Denkaufgaben hinzufügen. So können Sie zum Beispiel jeden Wurf zählen, wobei immer der- oder diejenige, der oder die den Ball wirft, die nächste Zahl nennen soll. Noch anspruchsvoller wird es, wenn jedes Mal ein Zootier, ein Land oder etwas anderes genannt werden soll. Der Fantasie sind hier keine Grenzen gesetzt. Diese zusätzliche Denkaufgabe ist eine gute Übung für die geteilte Aufmerksamkeit (dual task). Denn die Fähigkeit, zwei Dinge gleichzeitig zu tun, ist nach einem Schlaganfall sehr häufig eingeschränkt.

Übung: Rumpfdrehung

Diese Übung sollte im Bett durchgeführt werden. Das ist zwar nicht ganz einfach, weil die weiche Matratze nicht so viel Widerstand bietet wie eine auf den Boden gelegte Matte. Es ist jedoch die sicherere Variante, weshalb ich sie für Schlaganfallbetroffene vorziehe.

Für die Rumpfdrehung legt sich die Person auf den Rücken und stellt beide Beine auf. Der Rücken soll in die Matratze gedrückt werden, um ein Hohlkreuz zu vermeiden. Dann soll sie zuerst ein Bein im 90-Grad-Winkel anheben und anschließend auch das zweite dazunehmen. Dabei sollen die Knie über den Hüften und die Unterschenkel parallel zur Matratze gehalten werden. Nun die angehobenen Beine 12 × wie ein Pendel ungefähr 20 cm nach rechts und anschließend nach links bewegen. Achten Sie dabei besonders darauf, dass der Rücken in die Matratze gedrückt bleibt und dass die Person dabei gleichmäßig weiteratmet. Anschließend die Übung mit dem anderen Bein wiederholen.

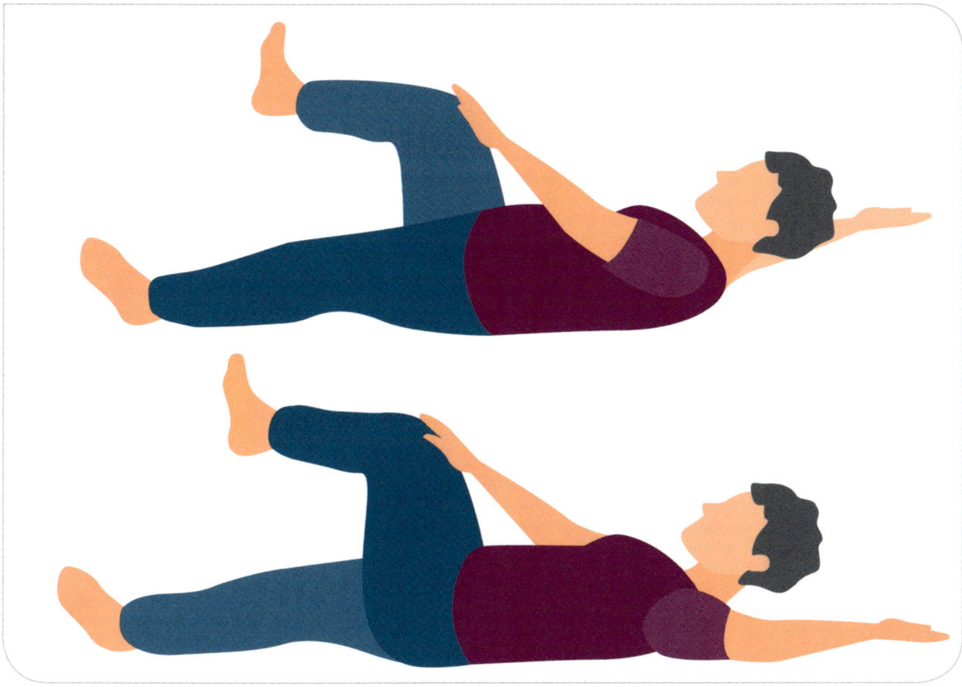

Käferübung zur Stärkung der Rumpfmuskulatur

Übung: Käferübung

Die Ausgangsstellung für diese Übung ist die gleiche wie bei der Übung für die Rumpfdrehung. Ein Bein im 90-Grad-Winkel anheben. Dabei wird der Rücken so stark in die Matratze gedrückt, dass sich kein Hohlkreuz bildet. Nun den Kopf etwas anheben und die Hand der anderen Körperseite an das angehobene Knie legen und andrücken (also rechtes Bein und linke Hand und umgekehrt). Dann werden das Bein und der Arm wieder abgelegt und die Übung mit dem anderen Bein und Arm wiederholt. Wichtig ist dabei, dass Bein und Arm nur so weit gestreckt werden, dass kein Hohlkreuz entsteht, und dass die Person dabei gleichmäßig weiteratmet.

Wieder richtig gehen lernen

Für die Autonomie im Alltag spielt das selbstständige Gehen eine große Rolle. Daher ist es wichtig, es gezielt zu üben und mit dem Training nicht nachzulassen.

Die Wahrscheinlichkeit, dass jemand, der nach einem Schlaganfall nicht mehr selbstständig gehen kann, seine Gehfähigkeit zurückerlangt, liegt bei 70–80 %. Meist gelingt das bereits in den ersten drei Monaten. Aber auch wenn das nicht der Fall ist, lohnt es sich, weiter zu üben. Denn es ist ein erheblicher Unterschied, ob man in Begleitung einige Schritte gehen und/oder aufstehen kann oder nicht. Das gilt sowohl in Bezug auf den Pflegeaufwand als auch auf die Lebensqualität. Das Risiko, dass sich die Gehfähigkeit nach einer gewissen Zeit wieder reduziert, bleibt jedoch bestehen, etwa, wenn nach Beendigung der Rehabilitationsphase weniger trainiert wird. Auch das zunehmende Alter, eine Depression, Antriebslosigkeit, starke Müdigkeit oder andere körperliche Leiden können zum Rückgang der Gehfähigkeit führen. Motivieren Sie die betroffene Person, regelmäßig zu gehen und zu trainieren, um die Gehfähigkeit zu stabilisieren oder mit gezielten Übungen weiter zu verbessern. Muntern Sie sie dazu auf, Aufträge selbstständig zu erledigen, auch wenn dies aufwendiger ist und mehr Zeit kostet. Kleine Alltagsaktivitäten sind wertvolle Trainingsmomente und im Übrigen viel motivierender als isolierte Übungen.

Meiner Erfahrung nach und gemäß dem aktuellen Forschungsstand macht es Sinn, frühzeitig ein Hilfsmittel, wie beispielsweise eine Sprunggelenkorthese, eine orthopädische Schuhversorgung oder eine Armschlinge bei einer schweren Armparese, einzusetzen. Auch der Einsatz eines Gehstockes oder eines Rollators kann

Schrittzahl

Es wird empfohlen, dass Personen, die nicht oder nur mit viel Unterstützung gehen können, täglich zwischen 500 und 1000 Schritte zurücklegen. Dies ist ein ambitioniertes Ziel und kann teilweise nur mithilfe von technischen Geräten erreicht werden. Gerade für Betroffene mit stark eingeschränkter Gehfähigkeit ist es wichtig, bei jedem Transfer ins Bett oder auf die Toilette aufzustehen und sich im Stehen zu drehen, sofern dies möglich ist. Wer mit etwas Hilfe einige Schritte gehen kann, sollte täglich 3000 Schritte zurücklegen. Bei bereits sicher gehfähigen Personen werden Zielwerte empfohlen, die denen für gesunde Menschen entsprechen, je nach Alter zwischen 6000 und 10 000 Schritte täglich. Diese Richtwerte zeigen, dass eine intensive Therapie wertvoll und notwendig ist, um diese Ziele zu erreichen. Dies ist oft nur im Rahmen einer spezialisierten Rehabilitation möglich.

sinnvoll sein, wenn dies der selbstständigen Mobilität dient. Im Verlauf der Rehabilitation kann man diese Hilfsmittel dann auch wieder weglassen, wenn entsprechende Fortschritte erzielt werden.

Trainingsmethoden

Wenn Betroffene nicht gehfähig sind, können sie oft auch noch nicht ohne Unterstützung stehen. Für diese Phase der Rehabilitation eignen sich spezielle Übungen, die im Sitzen und Liegen durchgeführt werden können – ein unspezifisches Funktionstraining kann hier nicht dasselbe leisten. Wenn das Stehen mit Festhalten unter Aufsicht bereits möglich ist, kann auch im Stehen geübt werden. Das eigentliche Gehtraining sollte aus Sicherheitsgründen Fachleuten überlassen werden, außer Sie wurden dazu angeleitet.

Wie wir gesehen haben, wird die Gehfähigkeit hauptsächlich in den ersten Wochen und Monaten nach einem Schlaganfall wiedererlangt, somit sollte dieses Zeitfenster für ein intensives Trainingsprogramm genutzt werden. Die DGN weist darauf hin, dass das eine möglichst hohe Schrittzahl ganz entscheidend zur Wiederherstellung und Verbesserung der Gehfähigkeit beiträgt. Die Anzahl der Schritte allein scheint jedoch nicht ausreichend für eine optimale Erholung zu sein. Der Fokus sollte auf einem intensiven Gehtraining liegen, insbesondere im Sinne eines high-intensity interval training (HIIT-Training), also eines intermittierenden Trainings in hoher Intensität.

HIIT-Training

Diese Trainingsmethode ist schon länger in der Sportwissenschaft bekannt, ihr Nutzen für die Rehabilitation nach einem Schlaganfall wurde jedoch erst in den letzten Jahren intensiv erforscht. Es hat sich gezeigt, dass im Gegensatz zu einem herkömmlichen Gehtraining mit einem HIIT-Training bessere Ergebnisse in Bezug auf die Gehfähigkeit und die Balance erzielt werden und dass damit zusätzlich auch die allgemeine Mobilität, wie sie beispielsweise bei Transfers oder beim Treppensteigen benötigt wird, verbessert wird. Zudem lässt sich mit dieser Methode die kardiovaskuläre Fitness sehr gut trainieren. Dazu wählen Sie zwei Tempi. Im Grundtempo wird so trainiert, dass die Person eine leichte Anstrengung empfindet, sich also beim Gehen noch gut unterhalten kann. Das intensivere Tempo soll als sehr anstrengend empfunden werden und eine Unterhaltung dabei kaum noch möglich sein. Zunächst wärmt man sich 5 Minuten bei moderater Intensität auf. Danach folgt das Intervalltraining. Dabei wird 1 Minute bei moderater Intensität (Tempo 1), danach 1 Minute bei hoher Intensität (Tempo 2) trainiert und fährt so im Wechsel 20 Minuten fort. Man beendet das Training, indem man sich 5 Minuten bei moderater Intensität abkühlt. Ist ein sicheres Gehen möglich, können Sie dieses Training beim gemeinsamen »Spaziergang« einbauen. Alternativ kann das Intervalltraining sehr gut auf einem Ausdauergerät durchgeführt werden.

Training mit technischen Hilfsmitteln

Im Rahmen der Rehabilitation werden zusätzlich unterschiedliche Therapiemethoden eingesetzt, die sich für das Training zu Hause nicht eignen, weil sie ein vertieftes Fachwissen verlangen oder komplexe, teure Geräte benötigt werden. Dazu gehören folgende Methoden:

- funktionelle Muskelstimulation. Dabei werden mithilfe einer Stimulation Muskelkontraktionen ausgelöst. Dies kann das Training für das Stehen und Gehen unterstützen.
- Ergänzung durch virtuelle Realität. Damit kann insbesondere die Gleichgewichtsfunktion in einer ansprechenden, motivierenden Realität trainiert werden. Diese Technologien steigern häufig die Motivation und geben den Trainierenden eine Rückmeldung über den Trainingserfolg.
- Laufband oder andere technische Hilfsmittel für ein intensives und spezifisches Gehtraining. Dabei gewährleistet etwa die Sicherung der Betroffenen mit einem Gurtsystem auch stark Eingeschränkten ein möglichst intensives Gehtraining. Oftmals kann nur damit die empfohlene Schrittzahl erreicht werden.

Krafttraining

Als Vorbereitung für die Kraftübungen klopfen Sie das betroffene Bein zunächst eine Minute lang ab, so wird die Muskulatur aktiviert. Für einen größtmöglichen Trainingseffekt sollten die Übungen dreimal wöchentlich durchgeführt werden, jeweils in drei Serien. Das bedeutet, nach jedem Durchgang eine Pause von etwa einer Minute einzulegen, bevor der nächste Durchgang gestartet wird.

Übung: Kräftemessen

Die Person liegt im Bett, mit der betroffenen Seite nahe an der Kante. Stellen Sie sich seitlich neben das Bett, sodass Sie der Person zugewandt sind, und nehmen Sie das betroffene Bein in die Arme. Nun soll die Person versuchen, Sie wegzudrücken. Geben Sie entsprechend Widerstand an der Fußsohle und in der Kniekehle oder helfen Sie etwas mit, je nachdem, wieviel Kraft im Bein vorhanden ist. Danach soll die Person das Knie Richtung Brustkorb ziehen, wobei Sie wieder Widerstand an Fußrücken und Knie geben oder je nach vorhandener Kraft mithelfen können. Führen Sie die Übung 12 × nacheinander durch und lassen Sie die betroffene Person immer knapp gewinnen.

Übung: Gymnastikball rollen

Diese Übung wird ebenfalls im Bett durchgeführt. Legen Sie einen großen Gymnastikball unter die angewinkelten Beine, sodass sie etwa in einem 90-Grad-Winkel nebeneinander auf dem Ball liegen. Der Ball soll nun 12 × vom Körper weggerollt und wieder herangezogen werden, indem beide Beine gestreckt und gebeugt werden. Wenn das betroffene Bein seitlich vom Ball rutscht, weil die Kraft noch nicht reicht, es mittig zu halten, können Sie ein breites Gummiband oder einen Gurt um beide Oberschenkel anlegen, um sie zu stabilisieren.

Übung: Auf der Stelle gehen

Diese Übung wird sitzend auf einem Stuhl oder im Rollstuhl durchgeführt. Dabei lehnt man sich möglichst nicht mit dem Rücken an und geht auf der Stelle, hebt also die Knie 12 × abwechselnd Richtung Brustkorb an. Sofern ausreichend Kraft vorhanden ist, kann man sich im Rollstuhl mit den Füßen vorwärtsbewegen. Das dient der Autonomie, zugleich ist das »Trippeln« ein effektives Krafttraining für die Beine. Achten Sie darauf, dass das betroffene Bein nicht hängen bleibt und nicht verletzt wird.

Übung: Fußball spielen

Auch diese Übung wird sitzend auf einem Stuhl oder im Rollstuhl durchgeführt. Dabei lehnt man sich möglichst nicht mit dem Rücken an. Spielen Sie zusammen Fußball und motivieren Sie die betroffene Person dazu, hauptsächlich mit dem betroffenen Bein zu spielen. Das klappt am besten, wenn der betroffene Fuß den Boden nicht berührt. Helfen Sie, falls nötig, beim Anheben des Beins mit oder legen Sie zum Beispiel ein kleines Kissen unter den Oberschenkel. Legen Sie eine Pause ein, wenn die Aufmerksamkeit oder die Kraft nachlassen.

Übung: In den Stand drücken

Führen Sie diese Übung nur durch, wenn sich die Person dabei festhalten kann und wenn sie dabei beaufsichtigt wird. Sicher zu stehen ist für unterschiedliche Transfers im Alltag sehr wichtig. Beispielsweise, um vom Rollstuhl ins Bett oder auf die Toilette zu gelangen oder um vor und nach dem Toilettengang die Hose herunter- und wieder hochzuziehen. Wenn solche Transfers im Stand durchgeführt werden können, entlastet das auch den Rücken von Hilfspersonen.

Stellen Sie den Rollstuhl vor eine stabile Halterung, etwa ein Waschbecken oder einen Handlauf. Zum Aufstehen soll sich die Person etwas vorbeugen und sich seitlich auf die Armlehnen des Rollstuhls stützen. Achten Sie darauf, dass sie sich nicht an Ihnen oder an der Halterung hochzieht. Die Ferse des betroffenen Beines soll dabei in den Boden gedrückt werden, um etwas »Schwung« zu erzeugen. Wenn das betroffene Bein stabil steht, fordern Sie die Person auf, etwas Gewicht darauf zu verlagern. Das Ziel besteht darin, symmetrisch auf beiden Beinen zu stehen.

Übung: Mini-Kniebeugen

Dafür soll sich die Person sicher an eine stabile Halterung, etwa ein Waschbecken oder einen Handlauf, stellen und sich daran mit beiden Händen festhalten. Nun wird das Becken leicht nach hinten bewegt und dabei die Knie ein wenig gebeugt. Dann soll sich die Person wieder aufrichten und die Knie strecken, jedoch nicht überstrecken. Lassen Sie sie diese »Mini-Kniebeugen« pro Durchgang 12 × wiederholen. Achten Sie darauf, dass während der gesamten Übung das Gewicht gleichmäßig auf beide Füße verteilt bleibt. Lassen Sie den Stuhl oder Rollstuhl hinter der Person stehen, damit sie sich jederzeit setzen kann, wenn sie ermüdet.

Übung: Die Brücke

Diese Übung ist für Personen gedacht, die ihre Gehfähigkeit ausbauen wollen. Dafür liegt die betroffene Person auf dem Rücken im Bett, die Beine sind angestellt, die Füße und die Knie stehen hüftbreit auseinander. Sie soll nun das Becken anheben und leicht einrollen, sodass sich das Steißbein nach unten in Richtung der Füße schiebt. Dann soll sie sich Wirbel für Wirbel hochrollen, bis nur noch die Schulterblätter auf der Matratze aufliegen, und diese Position drei Sekunden halten, bevor sie den Rücken Wirbel für Wirbel wieder abrollt. Diese Übung pro Durchgang 12 × wiederholen.

Als Steigerung kann ein Bein angehoben und die Übung einbeinig durchgeführt werden.

Übung: Kniebeugen

Dies ist ebenfalls eine Übung zur Stabilisierung der Gehfähigkeit. Dafür steht die Person vor einem Stuhl oder dem Bett, sodass sie sich bei Ermüdung oder Unsicherheit jederzeit setzen kann. Sie bewegt nun das Becken nach hinten Richtung Stuhl, als wollte sie sich setzen, ohne sich jedoch ganz hinzusetzen. Die Knie beugen sich dabei, bleiben aber immer hinter den Zehen, um eine Überbelastung der Kniegelenke zu vermeiden. Nun richtet sich die Person wieder auf, ohne die Knie ganz durchzustrecken. Achten Sie darauf, dass das Gewicht jederzeit gleichmäßig auf die Füße verteilt ist.

Übung: Step up

Auch dies ist eine Übung zum Ausbau der Gehfähigkeit. Man kann sie an einer Treppenstufe mit Handlauf durchführen. Dafür stellt man sich vor die Stufe und steigt sie 12 × hoch und rückwärts wieder hinunter. Ist man sich unsicher, kann man sich am Handlauf festhalten, ohne sich jedoch daran hochzuziehen. Achten Sie darauf, dass die Übung kontrolliert durchgeführt wird und beide Beine die Stufe wechseln. Wenn die seitliche Hüftmuskulatur gestärkt werden soll, stellt man sich seitlich zur Stufe und steigt diese mit beiden Beinen 12 × seitlich hoch und wieder hinunter. Auch hier kann man sich am Handlauf festhalten, wenn man sich unsicher fühlt, ohne sich daran hochzuziehen. Sollte der Handlauf auf beiden Seiten vorhanden sein, kann man die Übung auf beiden Seiten wiederholen. Ansonsten reicht eine Seite aus, da hier beide Beine trainiert werden. Achten Sie wieder auf eine kontrollierte Umsetzung der Übung.

Übung für Fortgeschrittene: Ausfallschritte

Diese Übung ist nur für Fortgeschrittene geeignet, die die vorherigen Übungen bereits problemlos durchführen können und eine weitere Herausforderung suchen. Die Person steht in einer Schrittstellung. Sie beugt das hintere Knie 12 × und streckt es wieder. Dabei bleibt der Oberkörper aufrecht und das Becken so nach hinten gekippt, dass sich kein Hohlkreuz bildet. Danach die Übung mit der anderen Seite ausführen, d. h. die Schrittstellung wechseln.

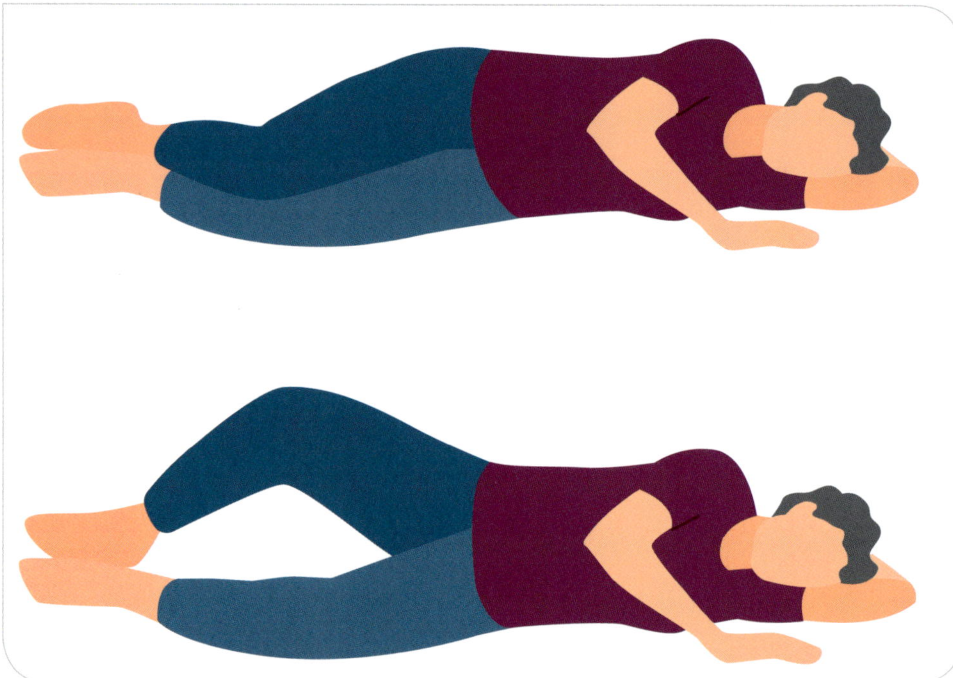

Muschelübung zur Stärkung der äußeren Hüftmuskulatur

Übung: Die Muschel

Auch diese Übung eignet sich zur Kräftigung, mit dem Ziel, die Gehfähigkeit auszubauen. Dabei legt sich die Person im Bett auf eine Seite und winkelt die aufeinanderliegenden Beine an. Dann hebt sie das obere Knie 12 × an und senkt es wieder ab. Dabei bleiben die Füße aufeinander liegen und das Becken stabil.

Zur Steigerung kann man das obere Bein strecken und 12 × seitlich anheben und wieder senken. Achten Sie darauf, dass der Fuß parallel zum Bett bleibt, sich also nicht zur Decke dreht. Auch das Becken muss bei der Übung stabil bleiben.

Ausdauertraining

Ein Ergometer ist ein häufig verwendetes Trainingsgerät zur Steigerung der Ausdauer, jedoch ist der Auf- und Abstieg bei nicht gehfähigen Personen oder bei eingeschränktem Gleichgewicht schwierig. Auch motorgestützte Trainingsgeräte, die direkt von einem Stuhl oder Rollstuhl aus benutzt werden können, sind laut dem Hilfsmittelverzeichnis der gesetzlichen Krankenkassen in Deutschland je nach Indikation als Hilfsmittel anerkannt. Beachten Sie, dass in der Schweiz und in Österreich die Regelungen etwas anders sind und die Kosten für ein solches Gerät meist nicht übernommen werden. Es gibt Modelle, die zum Beintraining, zum Armtraining oder für beides verwendet werden können. Für eine kosteneffiziente Lösung und professionelle Betreuung empfehle ich ein Training im Rahmen einer medizinischen Trainingstherapie (MTT), die meist in einer größeren Physiotherapiepraxis angeboten wird. Klären Sie zuvor ab, ob die entsprechenden Geräte vorhanden sind. In der medizinischen Trainingstherapie kann das Ausdauer- und Krafttraining kombiniert und professionell betreut werden.

Unterstützung durch mentales Training

Wie bei der Rehabilitation bei einer Halbseitenschwäche (lesen Sie dazu das Kapitel »Eine Halbseitenschwäche ausgleichen«, Seite 30) unterstützt mentales Training auch die Wiedererlangung der Gehfähigkeit nach einem Schlaganfall. Dabei stellt man sich zunächst in Ruhe eine Bewegung gedanklich vor. Im nächsten Schritt kann die Vorstellung mit der Bewegung kombiniert werden. Dabei hilft es, sich die Bewegung im Detail vorzustellen. Wenn man beispielsweise das Gehen üben möchte, kann man sich gedanklich ausmalen, in welcher Umgebung dies geschieht, wie sich die Beine bewegen und wie es sich anfühlt, den Boden zu berühren. »Malen Sie in Gedanken ein Bild« – diese Aufforderung vereinfacht den Lernprozess und ermöglicht dem Gehirn, bekannte Verbindungen zu nutzen. Motivieren Sie die Person dazu, die Bewegungen oder Aktivitäten gedanklich häufig zu wiederholen.

Gleichgewichtstraining

Wer nach einem Schlaganfall seine Gehfähigkeit verbessern möchte, sollte auch sein Gleichgewicht trainieren, um Stürzen vorzubeugen. Die im Folgenden erklärten Übungen lassen sich sehr gut in den Alltag einbauen. Auch Tai-Chi eignet sich als Gleichgewichtstraining. Die Balance wird dabei in anspruchsvollen Ausgangsstellungen gefördert und die Gelenke durch die dynamischen Übungen trainiert, weil sie sich dauernd adaptieren müssen.

Aber auch für zu Hause gibt es viele Übungen. Beim Gleichgewichtstraining ist anders als beim Krafttraining keine bestimmte Wiederholungszahl vorgesehen. Daher empfehle ich, diese Übungen 3 × wöchentlich im Wechsel mit den Kraftübungen durchzuführen. Meist lässt die Konzentration nach 2–3 Minuten nach und Sie können zur nächsten Übung übergehen. Suchen Sie sich 3–5 Übungen oder Positionen aus und wechseln Sie diese regelmäßig, um die Motivation hoch zu halten.

Übung: Seiltänzer

Hierfür nimmt man eine Schrittstellung ein und hält die Position. Ist dies gut möglich, setzt man die Füße voreinander auf eine imaginierte Linie (oder ein Seil) und bleibt in diesem sogenannten Tandemstand stehen. Stoppen Sie die Zeit, die dafür benötigt wird, und motivieren Sie die Person beim nächsten Training, diese Zeit zu unterbieten.

Als Steigerung kann man dabei zusätzlich den Kopf drehen, die Schultern kreisen oder die Augen schließen. Außerdem können Sie sich der Person gegenüberstellen und Sie sich gegenseitig einen Ball zuwerfen.

Übung: Gangvariationen

Eine sehr gute und einfach durchzuführende Übung ist es, auf einer Linie zu gehen. Man kann sich diese Linie vorstellen oder dafür auch einfach ein Malertape auf den Boden kleben. Dann geht man auf und neben dieser Linie vorwärts und rückwärts. Stellen Sie sich dabei vor bzw. neben die Person und gehen Sie mit. Strecken Sie gegebenenfalls Ihre Arme aus, damit sie sich bei Bedarf daran festhalten kann.

Steigern lässt sich diese Übung, indem man beim seitlichen Gehen die Beine überkreuzt, indem also der Folgefuß den anderen bei jedem Schritt entweder vorne oder hinten »überholt«.

Übung: Zehen-/Fersenschaukel

Hierfür steht man hüftbreit und aufrecht vor einer Haltemöglichkeit, hebt beide Fersen gleichzeitig vom Boden ab und stellt sich auf die Zehen. Dann senkt man sie wieder, hebt gleichzeitig beide Vorfüße hoch und stellt sich auf die Fersen. Diese Zehen-/Fersenschaukel sollte ein paar Mal wiederholt werden. Es ist normal, dass sich das Becken und der Oberkörper dabei nach vorne und hinten bewegen, um den Körpermittelpunkt über den Füßen zu halten. Aber man sollte sich dabei nur im Notfall mit den Händen abstützen.

Wahrnehmungs-störungen ausgleichen

Wahrnehmungsstörungen können nicht nur zu einer verminderten Autonomie führen, sondern sind auch ein Sicherheitsrisiko, weshalb eine Rehabilitation wichtig ist.

Nach einem Schlaganfall manifestieren sich oft sensorische Wahrnehmungs- oder Sensibilitätsstörungen auf der Haut, in den Gelenken und/oder in den Muskeln. Als Sensibilität versteht man die Fähigkeit, unterschiedliche Empfindungen wahrzunehmen. Insbesondere bei einem totalen Sensibilitätsausfall besteht die Gefahr, dass sich Betroffene unbeabsichtigt verletzen, etwa weil sie zu heißes Wasser beim Duschen nicht spüren und sich daran verbrennen oder weil sie sich eine Hand oder einen Arm anstoßen oder einklemmen, ohne es zu bemerken. Daher ist es wichtig, die entsprechende Körperregion regelmäßig zu kontrollieren, beispielsweise bei der täglichen Körperpflege, um Wunden oder Rötungen rechtzeitig zu entdecken und bei Bedarf medizinisch zu versorgen. Generell unterscheidet man zwischen Oberflächen- und Tiefensensibilität.

Oberflächensensibilität Damit werden Wahrnehmungen über die Haut bezeichnet, bei denen verschiedene Rezeptoren Druck, Schmerz oder Temperatur registrieren können. Man spricht auch vom Tastsinn. Die Informationen werden über unser peripheres Nervensystem zuerst ins Rückenmark und von dort ins Gehirn zur Verarbeitung weitergeleitet. Ist die Oberflächensensibilität durch einen Schlaganfall betroffen, ist die Verarbeitung der Informationen im Gehirn nicht mehr intakt. Die sensorischen Informationen, die durch Berührungen ans Gehirn gesendet werden, werden verfälscht verarbeitet und an den Körper zurückgesendet. Dies kann Missempfindungen, wie Kribbeln oder Schmerzen, oder sogar Taubheitsgefühle in bestimmten Körperregionen verursachen.

Tiefensensibilität Damit werden Wahrnehmungen bezeichnet, die über Rezeptoren in den Gelenken, Muskeln und Sehnen deren Positionen sowie Bewegungen ins Gehirn leiten und dort verarbeiten. Dank der Tiefensensibilität spüren wir etwa auch mit geschlossenen Augen, in welcher Position sich unser Körper befindet. Ist die Tiefensensibilität eingeschränkt, fehlt diese Wahrnehmung und Alltagsbewegungen werden erschwert, insbesondere wenn daneben noch eine Halbseitenlähmung vorliegt.

Tipps für den Alltag

- Lassen Sie die Person bei den Transfers so gut wie möglich mithelfen. Denn jede Bewegungswahrnehmung und -durchführung ist ein Training für die Tiefensensibilität.
- Bei der Lagerung im Bett sollten Sie darauf achten, die Person regelmäßig auf der betroffenen Seite zu lagern, denn durch den Druck wird ein sensorischer Input ausgeübt.
- Klopfen Sie direkt vor dem aktiven Training den betroffenen Arm oder das betroffene Bein ab und beobachten Sie, ob sich eine sofortige Verbesserung der Funktionen feststellen lässt.
- Viel positives Feedback und intensives Üben sind hilfreich.

Unabhängig von der Art der Sensibilitätseinschränkung werden bei einer Therapie von Wahrnehmumgsstörungen nach einem Schlaganfall viele sensorische Impulse gegeben und die Sinne trainiert. Eine aktive Wahrnehmung aller Alltagsaktivitäten und wenn möglich ein aktiver Einsatz der betroffenen Körperregionen tragen zu einer erfolgreichen Rehabilitation bei. Als Angehörige können Sie dazu einen wichtigen Beitrag leisten. Denn die Berührungen und Bewegungen sind nicht nur für die Sensibilität wertvoll, sondern tun auch der Seele gut.

Training der Sensibilität

Um die Wahrnehmungsstörungen auszugleichen, helfen folgende Übungen, die Sie mit dem oder der Betroffenen gut zu Hause durchführen können.

Übung: Ausstreichen mit verschiedenen Materialien

Berühren Sie die betroffene Hand sowie den Arm oft und lösen Sie so sensorische Reize aus. Dies kann oberflächlich durch Ausstreichen der Muskulatur erfolgen, beispielsweise mit einem Igelball oder einer Bürste. Steigern Sie die Wirkung noch durch Vibrationen und Druck, indem Sie den betroffenen Körperteil abklopfen. Des Weiteren können Sie Kalt- und Warmwasserbehandlungen einsetzen. Wichtig ist es, die Reizeinwirkung möglichst vielfältig zu gestalten. Sie können dies zu einem Spiel machen, indem Sie ein Material wählen und die Person bei geschlossenen Augen erraten soll, worum es sich handelt. Achten Sie darauf, dass sich dabei die Muskelspannung (Spastik) nicht verstärkt und die betroffene Person keine Schmerzen leidet.

Übung: Linsenbad

Füllen Sie eine Schüssel mit getrockneten Linsen und führen Sie die betroffene Hand in die Schüssel. Fragen Sie nach, was die Person dabei spürt. Die Linsen geben durch ihre Form einen angenehmen, sensorischen Input und wirken wie eine feine Massage. Wenn die Handfunktion nicht zu stark eingeschränkt ist, können Sie zusätzlich Gegenstände in das Linsenbad legen und die Person sie suchen lassen.

Spezialfall: Halbseitenvernachlässigung (Neglect)

Ein Neglect ist eine meist unbewusste Störung der Wahrnehmung einer Körper- oder Raumhälfte, die durch eine neurologische Störung ausgelöst wird. Dabei wird eine Seite des eigenen Körpers oder der Umgebung vernachlässigt oder kaum wahrgenommen. Das kann eine visuelle, auditive, motorische oder sensorische Vernachlässigung sein. Je nach Ausmaß der Einschränkung sind die Augen und der Kopf der betroffenen Person zur nicht betroffenen Seite orientiert. Objekte, Hindernisse oder Personen auf der betroffenen Seite werden verzögert wahrgenommen oder gar übersehen. Zudem werden Objekte auf der nicht betroffenen Seite gesucht. Ein Neglect tritt typischerweise nach einer Schädigung der rechten, nicht sprachdominanten Hemisphäre auf und betrifft somit meistens die linke Körperseite.

Für die Betroffenen scheint nur eine Seite zu existieren: Sie essen beispielsweise den Teller nur auf einer Seite leer, sie wenden sich zur nicht betroffenen Seite hin, stoßen sich mit der betroffenen Seite am Türrahmen an oder können keinen Blickkontakt aufnehmen, wenn sie von der betroffenen Seite her angesprochen werden. Es kann sogar vorkommen, dass Geräusche, die von der betroffenen Seite herkommen, nicht gehört werden. Ein Neglect ist jedoch weder ein Gesichtsfeldausfall oder eine Schwerhörigkeit noch eine Intelligenzminderung. Durch eine falsche Verarbeitung im Gehirn existiert (meistens) die linke Seite für die betroffene Person nicht. Wenn jemand mit einem mittelschweren oder schweren visuellen Neglect im Korridor beispielsweise nach links in ein Zimmer gehen möchte, kann es sein, dass er die Zimmertür links von sich nicht sieht. Er dreht sich dann so weit nach rechts, bis sie für ihn wieder zu sehen ist, unabhängig davon, ob dadurch fast eine ganze Umdrehung gemacht wird.

Behandlung eines Neglects

Der Fokus kann oftmals kurzzeitig durch Reize wie beispielsweise durch eine Berührung, das Ansprechen der Person oder einen angenehmen Geruch auf die betroffene Seite gelenkt werden. Langfristig kann auf diese Weise die Wahrnehmung trainiert werden und der Neglect kann sich zurückbilden.

In der Therapie werden einerseits Übungen zum Erkunden der Umgebung, sogenannte Explorationsübungen, durchgeführt, andererseits werden Kompensationsstrategien angewendet und Anpassungen an die Umwelt vorgenommen. Der Umgang mit Personen mit Neglect erfordert einen interprofessionellen, ganzheitlichen Ansatz. Er betrifft die Gestaltung der Einrichtung eines Raumes, die Art der Lagerung sowie der Transfers bis hin zu Verhaltensregeln und Strategien. Die Betroffenen sollen gefordert, jedoch nicht überfordert werden, um eine Frustration möglichst zu verhindern. Verhaltensregeln und Strategien sollen gemeinsam mit den Betroffenen, den Angehörigen sowie dem interprofessionellen Betreuungsteam erarbeitet werden.

Zimmergestaltung

Besonders in der Frühphase und bei einem stark ausgeprägten Neglect sollen relevante Gegenstände, wie Getränke, Telefon oder Nachtschrank, auffindbar und griffbereit auf der nicht vernachlässigten Seite positioniert werden. Erst wenn sich die Wahrnehmung etwas verbessert hat und die Person beginnt, den Raum auf der vernachlässigten Seite zu erkunden, können Sie vermehrt die betroffene Seite fordern, indem Sie relevante Gegenstände nun dort positionieren, um das Explorieren zu trainieren. Zudem empfehle ich, die Person von der betroffenen Seite her zu begrüßen und zu berühren oder Musik auf der betroffenen Seite abzuspielen. Dies sind einfache, gute Möglichkeiten, die Therapie in den Alltag zu integrieren, denn jeder Input auf der betroffenen Seite entspricht einer kleinen Therapieeinheit.

Optokinetische Stimulationstherapie (OKS)

Bei der sogenannten Optokinetischen Stimulationstherapie (OKS) wird an einem Computerbildschirm trainiert. Dabei bewegen sich Gegenstände auf dem Bildschirm von einer Seite zur anderen, denen die Person mit den Augen folgen soll. Wenn die linke Körperseite vom Neglect betroffen ist, bewegen sich die Gegenstände von rechts nach links, sodass der Blick weiter nach links gewendet werden muss. Diese Methode kann bereits in einer Sitzung dazu führen, dass sich ein Neglect vorübergehend vermindert, mit einer langfristigen, intensiven Therapie verbessert sich die Wahrnehmung von Raum und Geräuschen auf der betroffenen Seite langfristig. Das Programm »Optokin« können Sie online erwerben und auf den eigenen Computer aufspielen.

Übung: Ich sehe was, was du nicht siehst

In der Therapie werden die Betroffenen hauptsächlich dazu motiviert, aktiv den Raum um sich herum zu erkunden und sich zur vernachlässigten Seite zu orientieren. Dies kann beispielsweise durch ein Suchtraining geschehen. Spielen Sie »Ich sehe was, was du nicht siehst« und suchen Sie Orientierungspunkte in der Umgebung heraus, die die betroffene Person finden soll. Arbeiten Sie sich langsam immer weiter zur vernachlässigten Seite vor.

Übung: Schuhe ordnen

Legen Sie der betroffenen Person ein Paar Schuhe in den Schoß, die sie richtig nebeneinander stellen soll. Wenn das möglich ist, können Sie die Schuhe auch vor der Person auf den Boden legen, damit sie sie richtig hinstellt und anzieht. Bauen Sie diese Übung in den Alltag ein und nutzen Sie jede Gelegenheit, wenn die Person Schuhe anziehen soll.

Übung: Rätsel lösen

Lassen Sie die Person etwas lesen, Wortsuchrätsel oder Kreuzworträtsel lösen. Das trainiert nicht nur die räumliche Wahrnehmung, sondern dient gleichzeitig auch als kognitives Training. Sollte das nach einem schweren Schlaganfall jedoch zu anspruchsvoll sein, verzichten Sie vorerst noch auf diese Übungen, um die oder den Betroffenen nicht zu frustrieren.

Übung: Fotos erkunden

Schauen Sie sich gemeinsam Bilder, Fotos oder Fotobücher an. Besprechen Sie dabei die Details auf den Bildern oder den Seiten und motivieren Sie die Person dazu, die ganze Seite oder das ganze Bild anzuschauen. Dies kann zusätzlich eine schöne gemeinsame Aktivität sein, um in Erinnerungen zu schwelgen.

Spezialfall: Pusher-Syndrom

Eine weitere Wahrnehmungsstörung ist das Pusher-Syndrom. Dabei stoßen sich Schlaganfallbetroffene mit der nicht geschädigten zur gelähmten Seite ab, sodass sie eine schiefe Haltung einnehmen oder umfallen.

Eine sichere Positionierung, etwa in einem Rollstuhl, ist daher besonders wichtig, denn Betroffene widersetzen sich meist

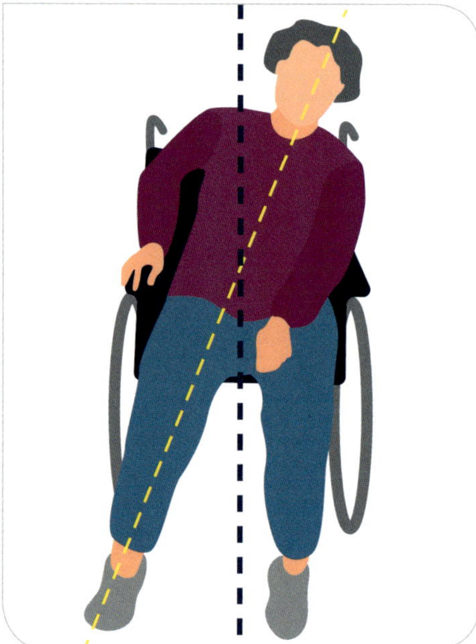

Eine typische Haltung eines Menschen mit Pusher-Syndrom

dem Versuch, die schräge Körperhaltung passiv durch Aufrichten des Körpers zu korrigieren, weil sie das Gefühl haben, zur nicht betroffenen Seite zu fallen. Die Ursache liegt in einer Störung der Körperorientierung in Bezug zur Schwerkraft.

Mit geschlossenen Augen empfinden Pusher-Betroffene ihren Körper als »aufrecht«, obwohl er tatsächlich zur geschädigten Seite kippt. Die durchschnittliche Verschiebung liegt bei ca. 18 Grad. Diese Personen versuchen daher ständig, sich in ihre subjektiv wahrgenommene Mittellinie und somit zur stärker betroffenen Seite hin zu stoßen.

Daher sind Menschen mit einem Pusher-Syndrom höchst sturzgefährdet. Häufig können sie in den ersten Tagen oder Wochen nach einem Schlaganfall noch nicht sicher sitzen, weshalb es einer intensiven, interdisziplinären Rehabilitation bedarf. Allerdings sollte man in solchen Fällen mit einer um 3–4 Wochen längeren Rehabilitationszeit rechnen. Da die Krankenkassen einen längeren Aufenthalt in einer Reha-Klinik oft nicht übernehmen, ist eine Therapie im Anschluss daran besonders gewinnbringend und wichtig.

Das Pusher-Syndrom tritt häufig in Kombination mit einem Neglect sowie einer fehlenden Krankheitseinsicht auf, da die entsprechenden Gehirnregionen sehr nahe beieinanderliegen. Somit stellt sich oft ein komplexes Bild dar, weshalb ich Ihnen empfehle, sich für die Zusammenstellung eines Behandlungsplanes an das betreuende Therapieteam zu wenden.

Training bei einem Pusher-Syndrom

Zunächst trainiert man das Erkennen des gestörten Gefühls für die aufrechte Körperposition. Hierzu wählt man vertikale Linien wie einen Vorhang, Türrahmen oder eine vor dem oder der Betroffenen stehende Person als Referenz und erklärt die verschobene Mittellinie. Denn eine Korrektur ist nur möglich, wenn das Verständnis dafür besteht. Die Betroffenen sollen ihre eigene Position mit der des Türrahmens oder der Person vor sich vergleichen und so die »Schräglage« selbst erkennen. Als Nächstes lernen sie, die Körperposition zu korrigieren, also die Senkrechte zu finden und beizubehalten, um schließlich in der aufrechten Position zusätzlich Aktivitäten durchzuführen.

Am besten unterteilt man das Training in 4 Stufen:

1. Die Person sitzt an der Bettkante. Legen Sie ein großes, festes Kissen so neben sie, dass sie sich daran anlehnen kann, um ihr auf der gesunden Seite Sicherheit zu geben. So kann sie sich entspannen, ohne das Gefühl zu haben, umzukippen.
   Nutzen Sie dieses Prinzip auch bei den Lagerungen. Platzieren Sie den Rollstuhl an eine Wand, sodass die nicht betroffene Seite an der Wandseite ist. Legen Sie ein großes Kissen zwischen die Person und die Wand, damit die Person sich daran anlehnen kann.
2. Die betroffene Person behält nun die aufrechte Position bei und blickt geradeaus. Lassen Sie das Kissen vorerst seitlich liegen. Geben Sie nun visuelle, vertikale Inputs, indem Sie etwa auf den Türrahmen aufmerksam machen. So kann sie sich an der Senkrechten des Türrahmens orientieren, über bewusste Wahrnehmung das Gefühl austricksen und die »richtige« Vertikale neu einstellen. Steigerung: Das Kissen wegnehmen, die Person soll nun selbstständig aufrecht sitzen, ohne zu kippen.

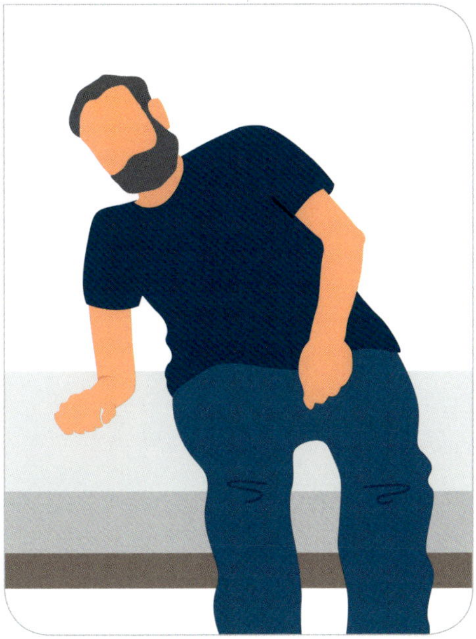

Übung zur Erarbeitung der Vertikalen bei Wahrnehmungsstörungen

3. Sie stützt sich auf der nicht betroffenen Seite, also der Seite, von der sie sich wegdrückt, auf den Ellbogen und richtet sich mittig aus. Diese Übung trainiert und manifestiert das aktive Finden der Vertikale.
4. Die betroffene Person sitzt aufrecht, Sie setzen sich ebenfalls aufrecht ihr gegenüber und spielen mit ihr ein Brettspiel oder Karten. Dieser nun erarbeitete stabile, aufrechte Sitz kann in Alltagsaktivitäten eingebaut werden, beispielsweise bei der Körperpflege oder beim Rutschen auf dem Bett sowie bei den Transfers vom Rollstuhl ins Bett oder umgekehrt.

Üben Sie nicht im Stehen, solange Sturzgefahr besteht, außer das zuständige Physiotherapie-Team hat Sie dazu angeleitet.

Spezialfall: Halbseitenblindheit (Hemianopsie)

Bei einer Halbseitenblindheit werden aufgrund neurologischer Störungen Gegenstände oder Bewegungen auf einer Seite des Gesichtsfelds übersehen. Bei gesunden Menschen werden die in die Augen fallenden Lichtstrahlen hinter der Pupille so gebündelt, dass sie auf der Netzhaut ein auf dem Kopf stehendes Bild der Außenwelt produzieren. Hier werden die elektromagnetischen Wellen des Lichts in Nervenimpulse umgewandelt und an die Sehnerven beider Augen weitergeleitet. Von dort gelangen die Reize über das Zwischenhirn in das Sehzentrum des Großhirns. Kombiniert mit all unseren Erinnerungen, bekannten Eindrücken und Objekten, werden die Reize zu einem Bild verarbeitet, welches wir nun »sehen«. Das Gesichtsfeld ist dabei der Bereich, den wir wahrnehmen, wenn wir geradeaus schauen.

Fehlerhafte Verarbeitung der Reize Eine Hemianopsie kommt zustande, wenn der Bereich im Gehirn, der die ankommenden Informationen verarbeiten soll, beschädigt ist. Dies führt dazu, dass betroffene Personen Gegenstände oder Bewegungen innerhalb des Gesichtsfeldes, die sie zuvor sehen konnten, plötzlich »übersehen«, weil bestimmte Informationen fehlen. Es handelt sich dabei jedoch nicht um eine Schädigung der Augen oder der Sehnerven, sondern um einen Verarbeitungsfehler. Betroffene, die ihrem Gegenüber auf die Nase schauen, können somit nur eine Hälfte des Gesichts sehen. Möglich sind auch Ausfälle eines Viertels (Quadranten) oder eines kleineren Teils des Gesichtsfeldes. Welcher Teil des Gesichtsfeldes betroffen ist, kann je nach Ort der Schädigung variieren.

Auswirkungen im Alltag Betroffene haben oft Schwierigkeiten beim Lesen, da sie Zeilenanfänge oder -enden übersehen. Auch sonst werden Gegenstände übersehen, wodurch sich Betroffene häufiger anstoßen und verletzen. Im Straßenverkehr kann es passieren, dass sie etwa ein von einer Seite nahendes Fahrrad erst im letzten Augenblick bemerken, was zu einer gefährlichen Situation führen kann. Daher ist bei einer Hemianopsie die Fahrtauglichkeit oft nicht mehr gegeben.

Es ist zudem möglich, dass Betroffene ihnen bekannte Gesichter nicht mehr wahrnehmen können und somit Freunde und Bekannte nicht mehr erkennen. Dies kann zu sehr unangenehmen Situationen führen. Es ist wichtig, dass man sich dessen bewusst ist und sich nicht verletzt fühlt. Diese Beispiele zeigen, dass die Einschränkungen für Betroffene und ihnen nahestehende Personen äußerst belastend sein können, da mit der verringerten

Orientierung die Durchführung von Alltagsaktivitäten erheblich erschwert ist.

Verbesserung durch Augentraining

Durch ein gezieltes Augentraining kann eine Verbesserung erreicht sowie der Umgang mit bleibenden Einschränkungen gelernt werden. Da sich die Sehbahnen oftmals nicht vollständig erholen, ist eine Therapie zum Erlernen von Kompensationsstrategien besonders hilfreich. Während der Neurorehabilitation in einer Klinik werden die Übungen durch Neuropsychologen durchgeführt. Im ambulanten Bereich kann man in Augenarztpraxen, bei einem Orthoptisten, in spezialisierten Ergotherapiepraxen oder auch mit Übungen am Computer zu Hause weiter trainieren.

Sakkadentraining mittels Computerprogramm

Wenn wir in einem Zug sitzen und die vorbeiziehende Landschaft betrachten, können wir beobachten, wie die Augen schnell hin und her springen. Diese schnellen Bewegungen nennt man Sakkaden. Besteht eine Hemianopsie, werden im betroffenen Bereich diese Suchbewegungen nicht ausgelöst. Hier setzt das Prinzip der Therapie an, indem die Betroffenen lernen, mit suchenden Augenbewegungen (Sakkaden) zur blinden Seite hin die Aufmerksamkeit für die blinde Seite des Gesichtsfeldes zu trainieren und zu stärken. Ich empfehle das Training mit einem speziellen Computerprogramm (»VISIOcoach«), da sich ein Sakkadentraining sonst nur schwer in den Alltag integrieren lässt. Das Programm erfordert keinen großen Aufwand, ist einfach in der Umsetzung und kann auch von Laien zu Hause eingesetzt werden. Übrigens ist es in vielen Sprachen erhältlich. VISIOcoach ist ein zugelassenes Medizinprodukt und hat im Jahr 2022 die Aufnahme in das Heilmittelverzeichnis und DIGA-Verzeichnis beantragt. Somit besteht die Hoffnung, dass es bald von den deutschen Krankenkassen erstattet werden kann. Bitte beachten Sie, dass dies in der Schweiz und Österreich noch nicht zutrifft.

Behandlung von Schluckstörungen

Nicht selten haben Betroffene nach Schlaganfällen Schwierigkeiten beim Schlucken, wodurch Essensreste oder Flüssigkeiten in die Lunge gelangen können, was auf Dauer gefährlich werden kann.

Doch solche Störungen betreffen nicht nur die Nahrungsaufnahme, sondern ebenso den normalen Schluckreflex und treten auch unvermittelt auf. Hinter Schluckstörungen liegen komplexe Vorgänge, die wir hier erklären wollen, denn ein Verständnis der unterschiedlichen Symptome ist wichtig, damit Sie sich im Umgang und in der Kommunikation mit der betroffenen Person sicher fühlen und diese trotz der Einschränkungen eine höchstmögliche Lebensqualität genießen können. Denn ein häufiges Verschlucken kann dazu führen, dass sich die Betroffenen aus dem sozialen Leben zurückziehen und zunehmend isolieren.

Schluckstörung (Dysphagie)

Die Ursache für eine Schluckstörung oder Dysphagie liegt in einer Schädigung des zentralen Nervensystems, wodurch die Steuerung des Schluckakts und/oder der am Schlucken beteiligten Muskulatur beeinträchtigt wird. In der Akutphase leidet etwa die Hälfte, in der chronischen Phase etwa ein Viertel der Betroffenen nach einem Schlaganfall an einer Schluckstörung. Sie ist sehr gefährlich, weil die Nahrung oder der Speichel in die Luftröhre gelangen und eine Lungenentzündung auslösen können. Bei zwei Dritteln der Betroffenen fehlt der Hustenreflex, weshalb sie oft nicht merken, wenn sie sich verschlucken. Darüber hinaus kann eine Schluckstörung leicht zu einer Mangelernährung oder Dehydration führen.

Untersuchung des Schluckaktes

Daher wird bei Verdacht auf eine Schluckstörung eine Untersuchung des Schluckaktes vorgenommen, um festzustellen, ob die Person Wasser oder unterschiedlich stark verdickte Flüssigkeiten gefahrlos zu sich nehmen kann. Nahrungsmittel werden daher unter Beobachtung zunächst in breiartigen Konsistenzen, später fein geschnitten gereicht. Wenn sie auf diese Weise problemlos geschluckt werden können, fährt man mit gemischten Konsistenzen, wie wir sie bei den meisten Gerichten vorfinden, fort. Bei Bedarf können zusätzlich bildgebende Verfahren eingesetzt werden, mit denen man feststellen kann, ob der Schluckreflex funktioniert.

Therapie

Die Therapie einer Schluckstörung besteht im Training der am Schlucken beteiligten Muskulatur, beinhaltet Haltungsänderungen und Schlucktechniken. Auch eine Anpassung der Diät, beispielsweise durch das Eindicken von Flüssigkeiten, oder die Verwendung externer Hilfen (z. B. Nasenbecher) kann hilfreich sein.

Symptome bei Schluckstörungen

Schluckstörungen können sich auf verschiedene Weise äußern. Oft treten folgende Symptome auf:

- Husten, Räuspern während des Essens
- blaue Lippen, rasender Puls
- brodelnde Atemgeräusche
- Atemnot, Erstickungsanfälle
- Gefühl, dass die Nahrung steckenbleibt
- Ausspucken von Nahrung oder Speichel
- gurgelnde Stimme nach dem Schlucken
- Nahrungsreste im Mundraum, Austritt von Nahrung oder Speichel aus dem Mund
- Hochwürgen der Nahrung
- erhöhter Zeitaufwand beim Essen
- Aufstoßen von Nahrung oder Mageninhalt
- verstärkte Verschleimung, generell vermehrtes Husten
- erhöhte Körpertemperatur

Mundhygiene

Betroffene Personen spüren oft nicht, wenn sie Essensreste im Mund haben, weil ihnen häufig die Fähigkeit fehlt, den Mundraum mit der Zunge zu erkunden. So können sich leicht Bakterien in der Mundhöhle ansammeln und Krankheiten entstehen. Kontrollieren Sie nach dem Essen, ob der Mundraum gesund aussieht und sich keine Essensreste mehr darin befinden. Sorgen Sie auch dafür, dass der Mundraum und gegebenenfalls die Prothese nach jeder Mahlzeit gereinigt werden. Auch wenn die Person nicht essen darf oder kann, sollte der Mundraum mehrmals täglich gereinigt werden.

Was beim Essen zu beachten ist

Essen ist weit mehr als nur die Aufnahme von Nährstoffen. Essen ist ein wichtiger Teil unseres sozialen und kulturellen Lebens. Oft verbinden wir die Nahrungsaufnahme mit Geselligkeit.

Wie gerne treffen wir uns mit einer Freundin auf einen Kaffee zum Austausch der Neuigkeiten, mit unseren Arbeitskolleginnen und -kollegen zum Mittagessen oder sonntags zum Familienbrunch. Fällt dies weg, fehlt uns ein wichtiger sozialer Austausch, was wiederum unsere Lebensqualität und mentale Gesundheit beeinflusst.

Eine falsche Ernährung hat auch gesundheitliche Folgen. Pflegebedürftige Menschen sind oft mangelernährt. Zudem fehlt ihnen häufig das Hunger- und Durstgefühl. Auch die Qualität der Nahrung spielt eine wichtige Rolle, denn eine Mangelernährung ist viel häufiger auf verminderte Qualität als auf zu geringe Zufuhr an Nahrung zurückzuführen. Achten Sie deshalb darauf, dass sich die betroffene Person ausreichend und hochwertig ernährt. Vielleicht kann die Familie sie beim Kochen unterstützen oder einen Mahlzeitendienst organisieren.

Voraussetzungen und Vorbereitung

Um zu vermeiden, dass sich die Person verschluckt, ist es wichtig, dass sie nur im Wachzustand isst! Schläfrigkeit, z. B. durch Medikamente, erhöht das Risiko des Verschluckens und kann somit kontraproduktiv sein. Des Weiteren ist eine aufrechte Haltung wichtig. Am besten sitzt die Person auf einem Stuhl oder im Rollstuhl am Tisch. Manchmal ist dies im Alltag nicht möglich, dann kann sie im »Pilotensitz« im Pflegebett gelagert werden. Dafür werden das Kopfteil hochgestellt, die Beine hochgelagert und das gesamte Bett nach vorne gekippt, sodass die oder der Betroffene fast aufrecht darin sitzt. Legen Sie gegebenenfalls ein Kissen unter die Schultern, zum Beispiel ein Stillkissen, damit das Gewicht der Arme nicht im Nacken zieht. Eine Illustration und eine detaillierte Beschreibung dazu finden Sie im Kapitel »Lagerung im Sitzbett« (Seite 98).

Während des Essens sollten, falls vorhanden, auch die Brille oder Hörgeräte getragen werden, damit alle Sinne aktiviert sind. Achten Sie auf eine ruhige Umgebung, denn durch Ablenkung besteht ein höheres Risiko, sich zu verschlucken. Das bedeutet, dass man während des Essens nicht reden und auch auf Hintergrundgeräusche etwa eines Radios oder Fernsehers verzichten sollte.

Das richtige Essen

Richten Sie das Essen appetitlich an und stellen Sie es ins Gesichtsfeld der betroffenen Person. Seien Sie vorsichtig bei der Gabe von Speisen mit unterschiedlicher Konsistenz. Schlaganfallbetroffene haben oft Probleme, sie im Mundraum zu trennen, sodass sich das Risiko, sich zu verschlucken, erhöht. Erkundigen Sie sich deshalb beim zuständigen Therapieteam, welche Konsistenz vermieden werden sollte. Insbesondere trockene Nahrung, wie beispielsweise Butterkekse, gelangt schneller in die Luftröhre, weil die Koordination von Kauen und Atmen oft noch nicht optimal möglich ist. Schokolade zu schlucken ist ebenfalls sehr schwierig; deshalb sollte es bei Schluckstörungen keine Schokolade geben.

Die Kunst des Schluckens

Eine simple Technik kann das Schlucken erleichtern: Das Essen kauen, dann das Kinn wie zu einem Doppelkinn etwas zur Brust bewegen und in dieser Position schlucken. So wird der Weg vom Mundraum zur Speiseröhre optimal geöffnet und das Schlucken gelingt besser.

Außerdem sollte langsam gegessen und getrunken und alles geschluckt werden, bevor man den nächsten Bissen oder Schluck zu sich nimmt. Gegebenenfalls kann man zum Trinken Hilfsmittel wie etwa einen Nasenbecher verwenden. Sollte es für die betroffene Person schwierig sein, ausreichend Nährstoffe zu sich zu nehmen, kann man Energiedrinks (z. B. Fresubin-Drinks) reichen, um den Mangel auszugleichen. Klären Sie dies zuvor mit den zuständigen Fachleuten ab.

Nachbereitung

Eine gute Mund- und Zahnpflege nach dem Essen trägt zum allgemeinen Gesundheitszustand bei und gehört zu jeder Nahrungsaufnahme dazu. Wenn es erlaubt ist, soll die Person den Mund mit frischem Wasser ausspülen. Zudem sollen die Zähne oder die Prothese gründlich gereinigt werden. Wenn das die betroffene Person nicht selbstständig und vollständig übernehmen kann, helfen Sie ihr dabei, indem Sie mit Ihren Händen die Hände der Person führen oder, falls nicht anders möglich, die Reinigung übernehmen. Direkt nach dem Essen soll die Person nicht auf dem Rücken liegen, sondern noch etwas sitzen bleiben oder in einer stabilen Seitenlage liegen.

Behandlung von Sprach- und Sprechstörungen

Viele Schlaganfallbetroffene erleiden Sprach- oder Sprechstörungen, die je nach Schweregrad mit einer entsprechenden Therapie erfolgreich behandelt werden können.

Hier ist zwischen einer Aphasie (Sprachstörung) und einer Dysarthrie (Sprechstörung) zu unterscheiden. Beide Symptome können durch eine logopädische Behandlung und/oder mit eigenständig durchgeführten Übungen behandelt werden.

Aphasie Bei einer Aphasie ist aufgrund einer Hirnverletzung die Sprachproduktion, das Sprachverständnis, das Lesen oder Schreiben beeinträchtigt. Dabei handelt es sich weder um eine Lähmung der Gesichtsmuskulatur noch um eine Intelligenzminderung. Manche Betroffene haben Schwierigkeiten, Sprachlaute zu erzeugen, und sprechen daher in kurzen, abgehackten Sätzen oder artikulieren für andere gänzlich unverständliche Laute. Bei einer sehr schweren Aphasie ist häufig zu beobachten, dass sich die Betroffenen mit wiederkehrenden Silben oder Floskeln wie »Ja, ja«, »Oh Gott«, oder »Tatatata« äußern. Hier muss man aufpassen und darf ein »Ja, ja« nicht als Einverständnis interpretieren.

Bei etwa einem Drittel der Menschen, die nach einem Schlaganfall eine Aphasie erleiden, bilden sich die Symptome in den ersten vier Wochen zurück. Eine erfolgreiche Erholung hängt unter anderem vom Schweregrad ab. Je nach Lokalisation der Schädigung können sich bestimmte typische Muster der Aphasie ergeben, häufig sind jedoch verschiedene Regionen bis zu einem gewissen Grad betroffen, dann ergibt sich ein Mischbild.

Tipps für den Alltag

- Nehmen Sie die Person ernst.
- Sprechen Sie in einfachen, kurzen Sätzen.
- Stellen Sie Fragen, die mit Ja oder Nein beantwortet werden können.
- Lassen Sie dem oder der Betroffenen Zeit für die Antwort, diese kann verzögert kommen.
- Legen Sie regelmäßig Pausen in der Kommunikation ein.
- Singen Sie gemeinsam, hören oder spielen Sie zusammen Musik.
- Lesen Sie etwas vor.
- Spielen Sie Sprachnachrichten von Bekannten und Freunden ab.
- Ermutigen Sie zu einem Briefkontakt, z. B. mit Freunden oder Enkelkindern. Vielleicht kann die Person ein paar Wörter schreiben oder den Brief mit Aufklebern verzieren. Unterstützen Sie die Person dabei.
- Schaffen Sie ein Tablet an und helfen Sie bei der Einrichtung. Es kann zum Schreiben, für diverse Übungen, Apps etc. genutzt werden. Tipps dazu finden Sie im Kapitel »Apps für die Aphasie- und Dysarthrie-Therapie« (Seite 73).

Dysarthrie Bei einer Dysarthrie ist die Sprechmotorik infolge von Läsionen des zentralen oder peripheren Nervensystems eingeschränkt, bei den Betroffenen ist die Gesichtsmuskulatur gelähmt und das Sprechen fällt ihnen schwer. Grund dafür ist, dass das für die Erzeugung von Lauten notwendige Zusammenspiel von Atmung, Stimmbildung im Kehlkopf und Muskeln nicht funktioniert.

Auswirkungen im Alltag

Eine Aphasie bedeutet für die Betroffenen eine erhebliche Einschränkung in der Kommunikation. Einfache Alltagssituationen, wie das Telefonieren, beim Einkaufen zu bezahlen oder nach der Richtung zu fragen, können plötzlich zu Hürden werden. Des Weiteren ist die Beeinträchtigung beim Sprechen seelisch schwer zu verarbeiten, weshalb viele Betroffene nach einer gewissen Zeit Depressionen entwickeln oder gar aggressiv werden. In schweren Fällen können sogar selbst Grundbedürfnisse wie Schmerzen, Durst, Hunger oder Harndrang nur durch das Zeigen von entsprechenden Bildern ausgedrückt werden.

Für Angehörige und Freunde ist der Umgang und die Kommunikation mit Aphasikern und Aphasikerinnen eine enorme Herausforderung und verlangt außer einem erhöhten Zeitaufwand viel Geduld und Einfühlungsvermögen. Damit dies nicht zu einer zusätzlichen Belastung führt, empfehle ich allen Angehörigen und nahestehenden Personen, sich regelmäßig Auszeiten zu nehmen und auf die eigene Gesundheit zu achten.

Behandlung durch Logopädie

Bei behandlungsbedürftigen Kommunikationsstörungen sollte möglichst täglich eine Sprachtherapie (Logopädie) stattfinden, am besten mindestens fünf bis zehn Stunden pro Woche Einzeltherapie. Sie kann durch Gruppentherapien, durch Eigenübungen oder das Üben mit Angehörigen ergänzt werden.

Das Ziel ist, die Kommunikationsfähigkeit so gut wie möglich wiederherzustellen. Alltagsrelevante Therapiefortschritte sind nicht nur im akuten Stadium, sondern auch in der chronischen Phase mehrere Jahre nach dem Ereignis zu erwarten, auch wenn die Fortschritte zunehmend abnehmen.

Je nach Art und Ausmaß der Einschränkungen kann man zudem Kommunikationshilfen in Form von Computerprogrammen oder Apps verwenden. Da die Therapieinhalte jedoch ganz individuell angepasst werden müssen, ist es empfehlenswert, sich von der zuständigen Fachperson beraten zu lassen. Bei einer Dysarthrie trainiert man mit logopädischen Übungen Atmung, Tonerzeugung, Sprachmelodie oder Sprachrhythmus, damit wieder eine verständliche und natürliche Kommunikation stattfinden kann. Zudem wird durch gezielte Arbeit an der Atmung, Körperspannung oder Tonerzeugung eine belastungsfähige Stimme angestrebt, die den individuellen Alltagsanforderungen standhält. Je nach Problematik werden Fehlkompensationen der nicht betroffenen Seite gehemmt, um einer Asymmetrie des Gesichtes entgegenzuwirken und die betroffene Seite zu stimulieren.

Nonverbales Training

Probleme in der Kommunikation können sehr frustrierend für die Betroffenen sein, weshalb eine Konfrontation mit den Einschränkungen beim Üben und Korrigieren manchmal schwierig oder sogar kontraproduktiv ist. Achten Sie darauf, dass Sie die Person nicht auf Fehler aufmerksam machen und korrigieren. Lassen Sie sie in ihrem Tempo üben. Man weiß, dass sich die Sprache auch durch nonverbales Üben verbessern kann, indem man kognitive Leistungsfähigkeiten trainiert. Dazu eignet sich beispielsweise die geteilte Aufmerksamkeit. Bauen Sie kleine Dual-Task-Aufgaben in das Rumpf- oder Gehtraining mit ein. Spielen Sie Brettspiele, Memory oder Karten zusammen, ohne dabei viel zu sprechen, oder werfen Sie sich gegenseitig einen Ball zu, während Sie gehen. Kleine kognitive Aufgaben fordern das Gehirn auch in der Region des Sprachzentrums.

Apps für die Aphasie- und Dysarthrie-Therapie

Für die Therapie von Sprach- und Sprechstörungen gibt es eine Reihe von Videospielen und Apps, die in Logopädie-Praxen gerne eingesetzt, aber auch zu Hause verwendet werden. Klären Sie im Vorfeld, ob Ihre Krankenkasse die Kosten dafür übernimmt.

Bei einer leichten Aphasie wurden mit folgenden Apps gute Erfolge erzielt:

- *Neolexon:* wird bei leichten Aphasien und Dysarthrien eingesetzt, enthält verschiedene Übungen. Mit Zugang für Therapeuten und Therapeutinnen sind individuelle Anpassungen an die persönlichen Bedürfnisse und die Ausprägung der Störung möglich. In der Regel übernimmt die Kasse die Kosten.
- *LingoTalk:* wird bei leichten Aphasien und Dysarthrien eingesetzt; damit kann die Wortfindung sowie die verständliche Aussprache individuell trainiert werden. Mit einem Zugang für Therapeuten und Therapeutinnen sind individuelle Anpassungen an die persönlichen Bedürfnisse und die Ausprägung der Störung möglich. Eine Kostenerstattung durch die Krankenkassen wird angestrebt.
- *Speechcare:* Dies ist ein Aphasie-Trainingsprogramm für Erwachsene mit diversen Übungen. Die Lite-Version ist kostenlos, die Vollversion wird derzeit noch nicht von den Krankenkassen übernommen.
- *Fun Easy Learn*: Dies ist eine App zum Erwerb von Fremdsprachen bzw. Vokabellernen, sie enthält unterschiedliche Lernspiele. Die Gratisversion ist bereits ziemlich umfangreich. Sie eignet sich besonders bei der Therapie von Sprachstörungen, wenn Deutsch nicht die Muttersprache ist.

Diese Apps können auch bei mittlerer bis schwerer Aphasie eingesetzt werden, zusätzlich eignen sich folgende Spiele:

- Wörter Suche, Wortsuche Flexibel, Wort Domino. Dies sind Apps mit Wortspielen und -rätseln. Setzen Sie sie nur ein, wenn sie ohne Frustration gespielt werden können.
- 4 Bilder 1 Wort: Bei diesem Spiel trifft auf 4 Bilder 1 Wort zu, das herausgefunden werden muss. Dazu wird das vermutete Wort aus einer Buchstabenauswahl zusammengesetzt. Man kann es sehr gut nonverbal spielen, also ohne zu sprechen.

Kognitionsstörungen und ihre Behandlung

Eine Kognitionsstörung kann das Gedächtnis, die Aufmerksamkeit, aber auch die Persönlichkeit betreffen, was für Angehörige eine große Herausforderung darstellt.

Leidet ein Mensch nach einem Schlaganfall an einer Kognitionsstörung, verändert sich dadurch oft die Dynamik in der Beziehung zu Verwandten und Freunden, insbesondere bei einer Persönlichkeitsveränderung. Im Folgenden erfahren Sie mehr über unterschiedliche Störungsmuster sowie über Therapie- und Verhaltensansätze.

Was ist eine exekutive Dysfunktion?

In der normalen Alltagsbewältigung braucht man oft geistige Flexibilität oder die Fähigkeit, neue Ideen zu entwickeln. Dies bezeichnet man als exekutive Funktionen. Sie erlauben es, das eigene Handeln möglichst optimal einer Situation anzupassen. Es handelt sich dabei um eine Kontrollfunktion auf kognitiver Ebene, weshalb man auch von »kognitiver Kontrolle« spricht. Sie beinhaltet beispielsweise das Setzen von Zielen und Prioritäten, das Arbeitsgedächtnis, die Selbstkontrolle oder auch eine koordinierte Handlungsplanung und -umsetzung. Häufig werden die Symptome einer exekutiven Dysfunktion fälschlicherweise als geistige Minderleistung oder Sprachstörung wahrgenommen. Die Verhaltensänderung ist jedoch vielmehr auf eine beeinträchtigte Aufmerksamkeit, Gedächtnisschwierigkeiten oder die Einschränkung anderer kognitiver Kontrollfunktionen zurückzuführen.

Dabei kann es auch zu Veränderungen im Verhalten sowie zu Persönlichkeitsveränderungen, wie beispielsweise einer erhöhten Aggressivität oder einer Antriebsminderung bis hin zur Antriebslosigkeit kommen. Zudem beobachtet man auch mangelnde emotionale Kontrolle, impulsives oder enthemmtes Verhalten. Die Betroffenen haben häufig Mühe, einen Ablauf zu planen, einer Aufgabenstellung zu folgen oder Entscheidungen zu treffen.

Tipps für Angehörige im Alltag

- Intensiven Austausch mit behandelnden Fachleuten aus Medizin und Therapeutik pflegen.
- Der betroffenen Person einen ruhigen, reizarmen Arbeitsplatz schaffen.
- Verhaltensmuster und Handlungsabläufe alltagsnah und schrittweise einüben.
- Tagesablauf gut mit sich wiederholenden Routinen und Ritualen strukturieren.
- Checklisten erstellen, die den Betroffenen ermöglichen, ihre eigene Leistung zu kontrollieren.
- Gemeinsam Ziele setzen und die Betroffene bzw. den Betroffenen bei der schrittweisen Erarbeitung und Evaluation unterstützen.
- Unangebrachtes Benehmen nicht persönlich nehmen.
- Mit jemandem über die Schwierigkeiten sprechen.

Vermindertes Störungsbewusstsein

Sie sind sich jedoch ihres oft unpassenden Verhaltens nicht bewusst und können es deshalb auch nicht einordnen. Aus diesem Grund ist bei Störungen der Exekutivfunktionen die Selbstständigkeit im Alltag sowie eine berufliche Wiedereingliederung erschwert, auch die Beziehungen zu anderen Menschen im Umfeld erweisen sich als schwierig. Daher ist eine wirksame Behandlung äußerst wichtig, sie wird in der Regel durch ein Team von Neuropsychologen in enger Kooperation mit den betreuenden Neurologen und oft auch der Ergotherapeuten vorgenommen.

Wenn eine exekutive Dysfunktion diagnostiziert wurde, sollte eine Fahreignungsprüfung durchgeführt werden, insbesondere wenn Betroffene ein mangelndes Störungsbewusstsein aufweisen. Mehr dazu finden Sie unter dem Abschnitt »Autofahren nach Schlaganfall« (Seite 114).

Behandlung exekutiver Dysfunktionen

Die Therapie einer exekutiven Dysfunktion besteht aus mehreren Elementen, die auf eine Optimierung der kognitiven Fähigkeiten zielen. Der Behandlungserfolg hängt sowohl von der Art und dem Schweregrad der Beeinträchtigung als auch davon ab, inwieweit sich die Betroffenen dessen bewusst sind und entsprechend aktiv an der Verbesserung der Einschränkung mitwirken können.

Kognitives Training per App

Ein kognitives Training soll die Problemlösefähigkeit, die Flexibilität und/oder das Arbeitsgedächtnis trainieren. Die Firma Hasomed hat dafür das Computerprogramm »Rehacom« entwickelt, das sich für das Training während der Rehabilitation sowie zu Hause sehr gut eignet. Sie können das Programm für einen oder drei Monate erwerben und es auf dem eigenen Computer installieren. Bitte besprechen Sie zuvor mit dem betreuenden Therapieteam, welche Übungen sich für das Training eignen.

Verhaltensmanagement

Ziel ist eine verbesserte Selbstkontrolle, wobei unerwünschtes Verhalten reduziert oder angepasstes Verhalten gefördert werden. Dafür eignen sich etwa Checklisten oder auch das Verbalisieren von Handlungsabläufen. Indem die betroffene Person zuerst eine Handlung laut beschreibt und bei der Ausführung in Gedanken mitspricht, kann sie eine gewisse Kontrolle darüber erlangen. Es kann aber auch vorkommen, dass jemand diesen Vorschlag nicht annehmen möchte, da ja (wie wir gesehen haben) häufig das Störungsbewusstsein fehlt. In diesem Fall sollte man die Aufgaben entsprechend ändern oder Anpassungen der Umgebung vornehmen.

Zielmanagement-Training

Ein weiteres, häufig eingesetztes Konzept zur Behandlung von exekutiven Dysfunktionen ist das Zielmanagement-Training, auch »goal management training« (GMT) genannt. Hierbei handelt es sich um ein aufwendiges, standardisiertes Trainingsprogramm, das unter anderem eine Psychoedukation, eine Achtsamkeitspraxis sowie Aufgaben beinhaltet, die sowohl zwischen als auch innerhalb der Sitzungen durchgeführt werden können.

Es zielt darauf ab, dass Betroffene ihre Einschränkungen erkennen lernen und dann die Kontrolle in Alltagssituationen wieder zurückgewinnen können. Beim GMT wird ein Ziel formuliert, das dann in überschaubare Teilziele zerlegt wird. Nach der Durchführung einer Aktivität werden das formulierte Ziel und die durchgeführte Handlung miteinander verglichen. Da es sich bei dieser Methode um ein komplexes Therapiemodell handelt, empfehle ich Ihnen, die Therapie dem zuständigen Therapieteam zu überlassen oder sich für einige Teilschritte anleiten zu lassen.

Anpassungen der Umgebung

Dabei geht es darum, die Umgebung der betroffenen Person so zu gestalten, dass mögliche Schwierigkeiten aufgrund der beeinträchtigten Selbstregulationsfunktion und der Beeinträchtigung beim Handeln vermieden werden. Die fehlende Kontrolle soll dabei durch externe Hilfen ersetzt werden, wenn kaum noch Fortschritte in der Kognition und bei der Verhaltensänderung erzielt werden können. Das therapeutische Ziel liegt in der Bewältigung von Alltagsaktivitäten und im Erreichen der Selbstständigkeit.

Checklisten und Erinnerungshilfen erstellen

Im Falle von kognitiven Einschränkungen können auch Checklisten eine große Hilfe im Alltag darstellen, anhand deren man das eigene Handeln planen und überprüfen kann. Erstellen Sie sie möglichst zusammen mit der betroffenen Person, entweder handschriftlich oder mittels einer App. Überlegen Sie gemeinsam, wofür eine Checkliste sinnvoll sein kann, zum Einkaufen, zum Einhalten der Übungs- und Trainingseinheiten oder auch zum Erledigen von Alltagsaktivitäten.

Auch Erinnerungshilfen unterstützen Betroffene, an Termine, eine Medikamenteneinnahme etc. zu denken. Notieren Sie sie gemeinsam im Kalender der betroffenen Person oder wenn möglich in deren Handy. Beim Handy haben Sie den Vorteil, dass man die Erinnerungsfunktion einschalten kann und zum gewünschten Zeitpunkt einen Hinweis erhält.

Instruktionen anbringen

Das Anbringen von kleinen Ablaufplänen an bestimmten Stellen in der Wohnung bietet eine wertvolle Hilfestellung im Alltag. So kann man etwa eine kleine Anleitung für die Körperpflege an den Badezimmerspiegel heften oder eine Instruktion zur Benutzung der Waschmaschine auf die Maschine legen. Auf diese Weise kann durch wiederholtes Lesen und Ausführen der Tätigkeiten ein bestimmter Ablauf wieder erlernt werden.

Behandlung von Gedächtnisstörungen

Schlaganfallbetroffene mit Einschränkungen des Gedächtnisses sollten ein spezifisches kognitives Training erhalten, das beispielsweise Übungen zur bildhaften Vorstellung beinhaltet. Des Weiteren können Hilfsmittel wie ein Smartphone-Kalender oder die Erinnerungsfunktion auf dem Mobiltelefon als Erinnerungshilfen eingesetzt werden.

Routinen erarbeiten

Speziell bei schweren Gedächtnisstörungen ist es hilfreich, Routinen in den Alltag einzubauen. Dabei beginnt man in der Regel mit kürzeren Sequenzen und festigt diese, bevor sie verlängert und den Alltagsanforderungen weiter angepasst werden. Das könnte in etwa so ablaufen: Um einen Filterkaffee zu kochen, müssen mehrere Teilschritte korrekt durchgeführt werden, sonst könnte es sein, dass wir am Ende keinen oder keinen schmackhaften Kaffee bekommen. Kochen Sie anfangs zusammen mit der betroffenen Person den Kaffee und achten Sie immer auf denselben Ablauf. Dann kann sie jedes Mal einen zusätzlichen Handlungsschritt übernehmen, bis Sie nicht mehr mithelfen müssen.

Pausen einlegen

Achten Sie darauf, dass die betroffene Person, und auch Sie selbst, regelmäßig Pausen (nicht am Bildschirm) einlegen, am besten an der frischen Luft. Zudem unterstützen eine ausgewogene Ernährung und eine ausreichende Flüssigkeitsaufnahme die Funktion des Gedächtnisses.

Gedichte aufsagen und Lieder singen

Sagen Sie zusammen Gedichte auf und singen Sie bekannte Lieder. Oft können über melodische Erfahrungen Erinnerungen hervorgerufen werden. Zudem kann dies die Lebensgeister wecken und eine neue Motivation entfachen.

Erinnerungen und Emotionen wecken

Schauen Sie sich gemeinsam Fotos oder Fotoalben an und sprechen Sie darüber. Dies kann der Person auf emotionaler Ebene helfen, sich an Erlebnisse, Sprichwörter, Familienmitglieder etc. zu erinnern, und kann Ihnen einige schöne, neue gemeinsame Erfahrungen bescheren.

App Lumosity

Mit dieser App kann man diverse Spiele spielen, mit denen das Gedächtnis sowie weitere kognitive Fähigkeiten trainiert werden. Die Spiele wurden auf wissenschaftlicher Basis entwickelt und in ein interessantes, abwechslungsreiches und herausforderndes Setting platziert. Die App kann kostenlos auf das Mobiltelefon heruntergeladen werden.

Behandlung von Aufmerksamkeitsstörungen

Aufmerksamkeitsstörungen treten bei Schlaganfall-Betroffenen sehr häufig auf. Nicht selten verbergen sich hinter der häufig beklagten »Vergesslichkeit« in Wirklichkeit Aufmerksamkeitsprobleme. Die Aufmerksamkeitsfunktionen sind an vielen Prozessen beteiligt, wie z. B. an Reaktionen auf Seh- oder Hörreize, der Konzentration, dem Gedächtnis, aber auch an Planungsvorgängen, dem Lösen von Problemen sowie an der Kommunikation und der Orientierung. Aufmerksamkeitsfunktionen sind also Basisleistungen, die für nahezu jede praktische oder intellektuelle Tätigkeit erforderlich sind. Stellen Sie sich vor, Sie haben drei Tage lang nicht geschlafen und sind absolut erschöpft. Wie funktionieren Ihre Sinne? Wie gut ist Ihre Reaktionsfähigkeit? Wie Ihre Leistungsfähigkeit? Eltern von Kleinkindern wissen vermutlich besonders gut, wie Aufmerksamkeitsleistungen mit einer guten Erholung korrelieren.

Training bei Aufmerksamkeitsstörungen

Computergestützte Therapieverfahren, die bestimmte Aufmerksamkeitsleistungen in alltagsnahen Situationen trainieren, haben sich in der Therapie bewährt. Eine hohe zeitliche Dichte von Therapiesitzungen ist notwendig, um positive Ergebnisse zu erzielen. Aufgrund der Komplexität der neurophysiologischen Hintergründe und der Bedeutung einer adäquaten Therapieintensität sollte die Therapie von ausgebildeten Fachleuten durchgeführt werden. Insbesondere bei Störungen elementarer Aufmerksamkeitsfunktionen (Wachheit, Reaktion auf Reize) kann ein zu anspruchsvolles Therapieprogramm die Leistung sogar mindern.

Die zu übenden Verfahren können und sollen beispielsweise durch Hilfsmittel für die Alltagsorganisation, aber auch durch die Einbeziehung und Neuorganisation des unmittelbaren Umfelds im Sinne von Kompensationsstrategien ergänzt werden.

Gestaltung des häuslichen und des Arbeitsumfelds

Eine Neugestaltung des Arbeitsplatzes und/oder des häuslichen Umfeldes trägt wesentlich dazu bei, die Aufmerksamkeit zu verbessern und zu fokussieren. Das könnte beispielsweise bedeuten, den persönlichen Arbeitsplatz mit Lärmschutzwänden abzuschirmen. Fernseher und Radio sollten während der Arbeit ausgeschaltet bleiben. Auch das Mobiltelefon kann eine Ablenkung bedeuten und bleibt wenn möglich während des Arbeitens außer Sicht.

Die betroffene Person sollte regelmäßig Pausen einlegen. Diese sollte sie nicht am Bildschirm verbringen, sondern am besten an der frischen Luft. Vielleicht können Sie gemeinsam einen Spaziergang unternehmen?

Regeln für die Kommunikation

Sie sollten mit der betroffenen Person Kommunikationsregeln aufstellen und beachten, sowohl für den Arbeitsplatz als auch für das private Umfeld. Beispielsweise können bestimmte Zeitfenster für einen planerischen oder auch persönlichen Austausch vereinbart werden. Auch für das Lesen und Beantworten von Briefpost oder E-Mails sollten kurze Zeitfenster eingeplant werden, damit die Aufmerksamkeit dafür ausreicht.

Angehörige, Vorgesetzte sowie Arbeitskollegen und -kolleginnen sollten über die Einschränkungen der Aufmerksamkeitskapazität einer Person informiert werden und so eine Reizüberflutung vermeiden.

App Lumosity

Diese bereits für die Behandlung von Gedächtnisstörungen (Seite 77) empfohlene App kann auch zur Therapie von Aufmerksamkeitsstörungen eingesetzt werden.

Weitere Symptome und ihre Behandlung

Nach einem Schlaganfall können noch viele weitere Einschränkungen und Veränderungen auftreten, die den Alltag der Betroffenen und Angehörigen prägen.

Im Folgenden werden noch weitere Symptome erläutert, die nach einem Schlaganfall auftreten können. Ich möchte dabei unterstreichen, dass die Liste keinen Anspruch auf Vollständigkeit erhebt und sich bei jedem und jeder von einem Schlaganfall Betroffenen ein individuelles Krankheitsbild zeigt.

Ataxie

An vielen Alltagsbewegungen, etwa wenn man beim Essen die Gabel zum Mund führt, sind zahlreiche Muskeln beteiligt. Daher ist eine Feinabstimmung notwendig, damit sie ohne Anstrengung bewerkstelligt werden und – um bei dem Beispiel zu bleiben – damit das Essen erfolgreich in den Mund gebracht werden kann. Ähnlich verhält es sich beim Stehen oder Gehen. Das Zusammenspiel von Rumpf- und Beinmuskeln ist für das Gleichgewicht und ein symmetrisches Gangbild notwendig.

Eine Schädigung im Kleinhirn, Hirnstamm, Rückenmark oder im Gleichgewichtsorgan im Innenohr kann dieses Zusammenspiel in Unordnung bringen und eine Ataxie, also eine Störung dieser Feinabstimmung, verursachen, die je nach Lokalisation unterschiedliche Formen aufweist:

- Bei einer Stand- oder Gangataxie können Betroffene oft nicht ohne Unterstützung stehen oder gehen. Charakteristisch ist ein Schwanken und ein Breitstellen der Beine. Die Personen geben an, sich wie betrunken zu fühlen, dementsprechend sieht das Gangbild aus.

- Bei einer Rumpfataxie kommt es zu schwankenden Bewegungen des Oberkörpers. In schweren Fällen können Betroffene nicht mehr selbstständig sitzen. Diese Instabilität im Rumpf wirkt sich auch auf das Greifen aus, weil der Arm nicht ruhig eingesetzt werden kann, während sich der Rumpf bewegt. Auch das Gleichgewicht ist bei einer Rumpfataxie gestört.
- Eine Gliedmaßenataxie erschwert feinmotorische und zielgerichtete Bewegungen der Arme oder Beine, wobei oftmals nur eine Körperseite betroffen ist (Hemiataxie). Beobachtet werden kann dabei ein unkoordiniertes Greifen eines Objektes oder Aufsetzen eines Fußes.
- Bei der optischen Ataxie ist das zielgerichtete Greifen durch eine verminderte Kontrolle der Augenbewegungen erschwert, wobei das Sehvermögen selbst nicht beeinträchtigt ist und auch keine Lähmungserscheinungen auftreten.

Eine durch einen Schlaganfall verursachte Ataxie kann oft durch ein intensives Physio- und Ergotherapietraining verbessert werden. Das Ziel hierbei ist immer die Teilhabe am Alltagsleben und die Verbesserung der Lebensqualität.

Training bei Ataxie des Rumpfes

Grundlage einer jeden Ataxietherapie ist das Training der Rumpfstabilität. Wenden Sie dafür die im Kapitel »Wiedererlangung der Rumpfstabilität« (Seite 44) beschriebenen Übungen an. Dabei ist es wichtig, dass sich die Person nicht versteift. Ein Wackeln und Zittern sind jedoch völlig in Ordnung und sollten zugelassen werden.

Sollte das Rumpftraining die Koordinationsschwierigkeiten der Beine nicht verbessern, kann es sein, dass es sich um eine Ataxie des Beines handelt und spezifische Übungen hierfür nötig werden. Dafür sind folgende Übungen zu empfehlen:

Übung: Ball rollen

Die Person sitzt auf einem Stuhl und legt den betroffenen Fuß auf einen vor ihr liegenden Ball. Sie rollt den Ball nun kontrolliert vor und zurück, seitlich oder im Kreis. Anfangs sind die Bewegungen für gewöhnlich abgehackt und zittrig, nach einigen Trainingseinheiten werden sie immer runder.

Dieselbe Übung kann im Bett liegend ausgeführt werden: Die Person liegt dabei auf dem Rücken und die Füße sind aufgestellt. Legen Sie den Ball nun unter den betroffenen Fuß, damit die verschiedenen Bewegungsrichtungen trainiert werden können.

Als Steigerung kann man die Geschwindigkeit der Bewegungen erhöhen. Achten Sie dabei darauf, dass der Rumpf sich nicht hin und her bewegt. Ein Zittern der Muskulatur ist in Ordnung, ein Schwanken und Wanken sollte jedoch durch die Aktivierung der Rumpfmuskulatur vermieden werden.

Übung: Ziele antippen

Diese Übung wird im Stand ausgeführt. Legen Sie kleine Zielpunkte, zum Beispiel Münzen, um die Person herum aus, die sie dann im Wechsel mit dem Fuß antippen soll (der Schuh muss dafür nicht unbedingt ausgezogen werden). Sie können auch Münzen von unterschiedlichem Wert verwenden und den Auftrag erteilen, immer nur bestimmte Münzen anzutippen. Verkürzen Sie die Abstände zwischen den Aufträgen, wenn die Übung gelingt. Man kann auch die Beine abwechselnd trainieren, indem Sie etwa zu »50 Cent mit rechts« oder »1 Euro mit links« auffordern. So erweitern Sie diese Übung noch zu einer Dual-Task-Aufgabe.

Training bei Ataxie des Arms

Neben den allgemeinen Übungen des Arm-Fähigkeits-Trainings (Seite 38) zur Besserung der Koordinationsstörung im Arm eignen sich die hier im Folgenden erklärten Übungen. Darüber hinaus ist Schreiben ein gutes Training. Motivierender als gezielte Schreibübungen sind dabei das Schreiben von Postkarten, Briefen, Kalendereinträgen oder Einkaufszetteln, was sich prima mit Alltagsaufgaben verbinden lässt.

Übung: Tennisball rollen

Diese Übung kann im Stand vor einer Wand oder am Tisch sitzend ausgeführt werden. Geben Sie der Person einen Tennisball in die Hand und fordern Sie sie auf, ihn an der Wand entlang oder auf dem Tisch vor, zurück, seitlich und im Kreis zu rollen, und zwar in Richtung Ihrer Hand, die Sie in einem gewissen Abstand positionieren. Ändern Sie immer wieder die Position Ihrer Hand, um die Übung abwechslungsreicher und anspruchsvoller zu gestalten.

Übung: Tennisball werfen

Hier soll ein Tennisball von einer Hand in die andere geworfen werden. Alternativ können Sie sich der Person gegenübersetzen und Sie sich den Ball gegenseitig zuwerfen. Auch diese Übung lässt sich gut mit kognitiven Aufgaben verbinden. Sagen Sie zum Beispiel dabei eine Zahlenreihe auf, zählen Sie Städtenamen auf oder bilden Sie Wortschlangen, wobei man jeweils ein Wort mit dem letzten Buchstaben des vorigen nennen muss. Dies sind generalisierte Übungen, die vielleicht nicht in jedem Fall die optimale Wahl darstellen. Lassen Sie sich vom betreuenden Therapieteam anleiten und ein individuelles Programm zusammenstellen.

Spastik

Wie Sie bereits wissen, sind die Nervenzellen im Rückenmark und im Gehirn für die Steuerung der Muskulatur verantwortlich. Die Nervenzellen im Rückenmark erhalten zum einen Informationen vom Gehirn, einen Muskel zu bewegen, zum anderen auch Informationen von anderen Nervenbahnen mit überwiegend hemmender Wirkung, um eine übermäßige Muskelreaktion zu verhindern. Über diese Bahnen werden auch die unwillkürlichen Reflexe gesteuert. So laufen in den Nervenzellen des Rückenmarkes diverse Informationen aus dem Gehirn zusammen, deren Summe darüber entscheidet, in welchem Maße sich ein Muskel zusammenzieht. Das Ausmaß der Muskelaktivität (und somit der Bewegung) wird also dauernd unbewusst gesteuert.

Funktioniert diese Feinabstimmung nicht mehr optimal, kann es zu einer Spastik kommen, zu einer geschwindigkeitsabhängigen Spannungserhöhung der Muskulatur. Das bedeutet, dass je schneller ein Muskel passiv gedehnt wird, desto ausgeprägter die spastische Spannung ist. Eine Reizerhöhung kann die Spastik zusätzlich verstärken, beispielsweise durch eine starke Konzentration beim Gehtraining, bei sehr anstrengendem Training mit dem betroffenen Arm oder beim Lachen.

Behandlung einer Spastik

Meist kann eine Spastik durch physiotherapeutische Maßnahmen eingedämmt werden. In schwereren Fällen denkt man auch über eine Schienen- oder Gipsbehandlung oder eine medikamentöse Behandlung nach. Dies dient hauptsächlich der Kontrakturprophylaxe, also der Vorsorge zum Erhalt der Muskellänge oder der Vermeidung einer Versteifung der Gelenke. Das Ziel besteht darin, den Einsatz des betroffenen Arms oder Beins im Alltag weiterhin zu ermöglichen und Schmerzen zu reduzieren.

Aktives Üben Es ist wichtig, den betroffenen Körperteil aktiv zu bewegen, vorzugsweise bei Alltagshandlungen. Dadurch kann keine Verschlechterung der Spastik auftreten, im Gegenteil, oft helfen aktive Übungen sogar, die Spannung zu lösen und die Spannungserhöhung der Muskulatur zu regulieren. Teilweise werden für die Therapie im Rahmen der Rehabilitation geräteunterstützende Maßnahmen eingesetzt, die sich besonders als Ergänzung zur Physio- und Ergotherapie eignen.

Regelmäßiges Stehen Besteht eine Spastik im Bein oder im Fuß, sollte man viel stehen. Das reduziert die Spastik und

Tipps für den Alltag

- Die wichtigste Therapie bei einer Spastik ist die Belastung der Muskulatur, möglichst durch aktiven Einsatz im Alltag oder durch gezielte Übungen.
- Bei einer Spastik im Bein sollte die Person regelmäßig stehen.
- Führen Sie Transfers möglichst über den Stand durch (zum Ablauf siehe Seite 101) und integrieren Sie so das Stehen in den Alltag.
- Positionieren Sie die Füße im Sitzen möglichst in einem 90-Grad-Winkel zum Unterschenkel auf dem Boden oder den Fußbrettern des Rollstuhls und vermeiden Sie unbedingt, dass sie frei hängen.
- Lagern Sie den Arm und die Hand im Alltag auf einem Kissen, um eine möglichst bequeme Position zu ermöglichen. Dadurch wird das Risiko eingedämmt, dass sich die Spastik verstärkt.
- Sollte eine Lagerungsschiene verordnet worden sein, legen Sie diese an. Meistens werden solche Schienen nur für die Lagerung in der Nacht empfohlen, um zu verhindern, dass die Hand unbewusst in eine ungünstige Position gelangt.

beugt gleichzeitig Muskelverkürzungen vor. Zudem werden dabei die Gelenke bewegt und belastet, was für ein gesundes Gewebe sehr wichtig ist. Denn werden Knochen nicht belastet, kommt es mit der Zeit zu arthrotischen Abnutzungen. Im Alltag kann das Stehen bei Transfers über den Stand integriert werden (Tipps dazu finden Sie im Abschnitt zu Transfers, Seite 99). Sollte eine betroffene Person nur mit viel Hilfe stehen können, überlassen Sie diese Übung den Fachleuten. Sie können stattdessen regelmäßig die spastische Muskulatur dehnen (am besten lassen Sie sich das zeigen).

Übung: Stehen

Stellen Sie den Rollstuhl vor einen Handlauf oder das Waschbecken, sodass sich die betroffene Person im Stehen sicher festhalten kann. Nun helfen Sie der Person beim Aufstehen. Achten Sie dabei darauf, dass sie aufrecht steht und das Gewicht von den Fersen auf den Mittelfuß verlagert. Wenn eine Spastik besteht, wird typischerweise gerne eine Gewichtsverteilung auf den ganzen Fuß vermieden, wodurch sich jedoch die Spastik weiter verstärken kann. Achten Sie zudem darauf, dass die Knie nicht vollständig durchgestreckt sind.

Übung: Bein durchbewegen

Diese Übung sollte im Liegen durchgeführt werden. Lassen Sie die Person auf der betroffenen Seite nahe an der Bettkante liegen, damit Sie sich nicht weit vorbeugen müssen. Nehmen Sie das betroffene Bein in Ihre Arme und beugen und strecken Sie es im Wechsel. Dabei bewegt sich das Knie in Richtung Brustkorb der oder des Betroffenen und wieder zurück. Die Person soll so weit wie möglich aktiv bei den Bewegungen mithelfen. Wenn sich dabei die Spastik weiter aufbaut und Sie spüren, wie sich das Bein gegen die Bewegung sperrt, sollte die Person einfach nur versuchen, die Bewegung zuzulassen, und nicht mithelfen.

Wiederholen Sie diese Übung zweimal täglich und beugen und strecken Sie dabei jeweils 20× das Bein der betroffenen Person.

Übung: Arm durchbewegen

Diese Übung kann im Sitzen oder in Rückenlage durchgeführt werden. Nehmen Sie den Arm in die eigenen Arme und beugen und strecken Sie ihn in langsamen Bewegungen. Dabei soll der oder die Betroffene so gut wie möglich bei den Bewegungen mithelfen. Wenn sich dabei die Spastik weiter aufbaut und Sie spüren, wie sich der Arm gegen die Bewegung sperrt, soll die Person versuchen, die Bewegung zuzulassen, und nicht mithelfen.

Beugen und strecken Sie den Arm 20 × und wiederholen Sie diese Übung zweimal täglich.

Übung: Arm-Massage mit einem Igelball

Die Person sitzt auf einem Stuhl oder im Rollstuhl an einem Tisch, der betroffene Arm lagert bequem darauf. Leiten Sie die Person an, sich den Arm und die Hand mit einem Igelball zu massieren. Die Bewegungen sollen langsam und bewusst sein und jeden Zentimeter des Arms und der Hand erreichen. Wenn Sie möchten, können Sie diese Ausstreichungen übernehmen und den Betroffenen oder die Betroffene etwas verwöhnen. Diese Massage darf entspannend sein und ist ausnahmsweise nicht mit Leistung verbunden.

Apraxie

Eine Apraxie ist eine kognitiv-motorische Störung, aufgrund deren Betroffene nicht in der Lage sind, bereits gelernte Bewegungen oder Handlungen korrekt auszuführen, weil sie sich nicht an Bewegungsabläufe erinnern können. Eine Apraxie kann unabhängig von Lähmungserscheinungen auftreten und betrifft meist Arme oder auch Beine beider Körperhälften. Die Störung der Geschicklichkeit ist nicht mit einer Schwäche oder mit Gefühlsstörungen zu erklären. Die

Betroffenen sind sich der Schwierigkeiten oft nicht bewusst oder sie schämen sich, dass Alltagshandlungen nicht funktionieren, weshalb es wichtig ist, sie bei Fehlern behutsam zu unterstützen.

Häufig ist die gestische Kommunikation betroffen, wobei die Betroffenen nicht mehr in der Lage sind zu winken, zu grüßen oder Bewegungen nachzuahmen. Manchmal sind jedoch auch der Werkzeuggebrauch und Aktivitäten des täglichen Lebens beeinträchtigt. So können vermeintliche Kleinigkeiten, wie einen Saft zubereiten, ein T-Shirt anziehen oder die Zähne putzen, zu einer schwierigen Aufgabe werden. Eine Apraxie tritt häufig zusammen mit einer Sprach- oder Sprechstörung auf, da beide Erkrankungen an ähnlicher Stelle im Gehirn lokalisiert sind. Sie kann sich auch in Form einer Sprech-Apraxie zeigen, bei der es den Betroffenen nicht gelingt, die für das Sprechen erforderlichen Bewegungsabläufe zu planen und umzusetzen. Daher können sie keine Laute erzeugen und haben Mühe beim Sprachverständnis.

Tipps für den Alltag

- Falls Schwierigkeiten im Umgang mit Gegenständen vorliegen, lassen Sie keine scharfen Utensilien, etwa eine Schere oder ein Messer, in Griffnähe liegen.
- Falls bestimmte Aufgaben auch ohne Werkzeug durchgeführt werden können, lassen Sie es weg.
- Lassen Sie die Person bekannte Aufgaben durchführen und dabei die Einzelschritte stets in derselben Reihenfolge umsetzen.
- Leiten Sie den oder die Betroffene gegebenenfalls verbal oder durch sanftes Führen an.
- Ermutigen Sie und sprechen Sie ein Lob aus, wenn etwas gut geklappt hat. Das darf auch bei einer Kleinigkeit sein.

Training bei einer leichten Apraxie

Zur Behandlung von leichten Apraxien eignet sich ein kognitives Strategietraining. Der Schwerpunkt liegt dabei auf der Ausführung von Alltagshandlungen, die für die Betroffenen von Bedeutung sind, etwa das Zähneputzen oder Anziehen. Dabei teilt man den Vorgang in mehrere Einzelschritte auf und trainiert diese intensiv. Wenn sie fehlerfrei durchgeführt werden können, werden sie wieder zusammengesetzt, sodass sich die gesamte Handlung automatisiert. Diese Art Training lässt sich gut in die Morgen- und Abendroutine integrieren, damit die Betroffenen das Gefühl für Normalität und Routine erhalten.

Wichtig ist, dass man zunächst den Ablauf der Handlung, etwa das Zähneputzen, beobachtet und dabei prüft, ob folgende Kriterien erfüllt sind:

- Orientierung: Erkennt die betroffene Person das Waschbecken, die Zahnbürste, die Tube?
- Durchführung: Wird die korrekte Reihenfolge eingehalten? Wird die Tube geöffnet, wird die Zahnpasta befeuchtet, werden die Zähne gereinigt?
- Rückmeldung/Reaktion: Reagiert die Person adäquat? Wird der Wasserhahn zugedreht, wenn das Wasser läuft? Wird die Zahnpasta wieder ausgespuckt?

Wenn Sie Schwierigkeiten feststellen, können Sie Hilfestellungen anbieten, und zwar in drei Bereichen:

- Instruktion: Leiten Sie die betroffene Person sprachlich an, führen Sie mit einer Geste eine Teilhandlung vor oder zeigen Sie auf das nächste zu benutzende Objekt. Wenn das nicht klappt, übernehmen Sie einen Teilschritt für die Person.
- Unterstützung: Sie können den Ablauf verbal »kommentieren« oder die Person führen. Es kann auch helfen, wenn Sie ihr den jeweils nächsten Gegenstand reichen. Alternativ können Sie ihr auch Bilder der Handlung oder eines Objektes zeigen.
- Rückmeldung: Geben Sie Rückmeldungen, insbesondere wenn etwas gut geklappt hat. Hier können auch Hilfsmittel wie ein Spiegel oder Videoaufnahmen benutzt werden. Darüber hinaus können Sie die Person auch bitten, Ihnen ihre Gedanken und Eindrücke von der Handlung zu schildern.

Training bei einer mittleren bis schweren Apraxie

Bei einer mittleren bis schweren Apraxie ist das Erarbeiten eines ganzen Ablaufes oft zu anspruchsvoll und erfordert professionelle Betreuung. Grundsätzlich ist ein aufgabenspezifisches Training wichtig, wobei nur einzelne Aufgaben trainiert werden. Dabei steht eine hohe Wiederholungszahl im Mittelpunkt. Im Gegensatz zu einer leichten Apraxie können die Teilschritte (noch) nicht zusammengesetzt werden.

In diesem Fall empfehle ich, wenn immer möglich, eine Ergotherapie im gewohnten häuslichen Umfeld. Lassen Sie sich dabei beraten, wie Sie zwischen den Therapieterminen unterstützend mitwirken können.

Besteht eine Sprech-Apraxie, kann man mit logopädischen Übungen die Laut- und Wortbildung sowie die Koordination im Mundraum trainieren.

Durchschlafstörungen

Durchschlafstörungen kommen bei Schlaganfallbetroffenen deutlich gehäuft vor und korrelieren mit einer verminderten Lebensqualität. Wenn sie andauern, können langfristig psychische Störungen und stärkere körperliche Einschränkungen die Folge sein.

Als Therapie werden häufig Medikamente eingesetzt, deren Gabe in jedem Fall mit den betreuenden Fachärzten und -ärztinnen abgesprochen werden sollte. Alternativ kann Akupunktur zu einem besseren Schlaf verhelfen. Unterstützend wirkt oft auch ein kognitives Verhaltenstraining. Ein gesunder Wach-Schlaf-Rhythmus ist dabei ein wichtiges Ziel. Die Betroffenen sollten versuchen, tagsüber aktiv zu bleiben, sich regelmäßig zu bewegen oder kognitive Aufgaben zu lösen. Ein müder Körper und Geist helfen, dass man abends besser einschläft.

Tipps für den Alltag

- Aktivitäten am Tag unterstützen die natürliche Ermüdung.
- Ein Mittagsschlaf kann helfen, die Zeit bis zum Abend zu überbrücken und nachmittags wieder frisch und aktiv zu sein zu.
- Abends nur leichte Mahlzeiten zu sich nehmen, Koffein und Alkohol meiden.
- Mindestens 30 Minuten vor dem Zubettgehen keinen Bildschirm mehr einschalten.
- Bei nächtlichem Harndrang tagsüber mehr trinken und abends die Flüssigkeitsaufnahme minimieren.
- Mit entspannender Musik oder geführten Meditationen das Einschlafen unterstützen. Dazu gibt es diverse Apps auf dem Markt.

Extreme Müdigkeit

Die sogenannte »Post Stroke Fatigue« ist eine nach einem Schlaganfall auftretende starke Müdigkeit. Diese Art der Müdigkeit übertrifft das Gefühl, das sich durch Schlafmangel oder erhöhte Anstrengung einstellt. Aus wissenschaftlicher Sicht ist die Ursache dafür nicht abschließend geklärt. Es ist möglich, dass die Müdigkeit durch den Schlaganfall direkt ausgelöst wird. Einer anderen Theorie zufolge erfordert die für die Genesung erhöhte Gehirnleistung deutlich mehr Energie, weshalb die betroffenen Personen dadurch weniger Energie für die Bewältigung des Alltages aufbringen können.

Daher wird empfohlen, sich die Kräfte sorgfältig einzuteilen. Das bedeutet zum einen, regelmäßig Pausen einzuplanen, aber auch, Aktivitäten und Therapieeinheiten durchzuführen, die die Batterien wieder etwas auffüllen. Hierzu empfehle ich Atemübungen, Meditationen, Zeit in der Natur sowie einen kurzen, erholsamen Mittagsschlaf.

Depression

Nach einem Schlaganfall leidet etwa ein Drittel der Betroffenen an einer Depression. Die Beschränkungen bei den Alltagstätigkeiten verstärken das Risiko dafür zusätzlich. Insbesondere Betroffene mit einer Aphasie leiden häufig an einer depressiven Verstimmung, da sie sich wegen der verminderten oder fehlenden Kommunikationsfähigkeit häufig zurückziehen und isolieren. Ein Teufelskreis kommt in Gang, denn durch eine Depression verstärkt sich die Isolation weiter. Dadurch bewegen sich Betroffene häufig weniger körperlich oder fordern sich geistig nicht genügend, was sich wiederum negativ auf die Stimmung auswirkt.

Ursachen für eine Depression

Es gibt zwei verschiedene Gründe, nach einem Schlaganfall an einer Depression zu erkranken: Entweder kann sie direkt durch den Schlaganfall ausgelöst werden, wenn der Bereich im Gehirn beschädigt wird, der für den Umgang mit Emotionen zuständig ist. Oder sie tritt als Folgeerscheinung auf, da sich Betroffene durch die Einschränkungen häufig wertlos und unbrauchbar fühlen und es darüber hinaus nicht schaffen, positiv in die Zukunft zu blicken, und der Vergangenheit nachtrauern. Episoden, bei denen Betroffene traurig oder frustriert sind, sind völlig normal und bedeutet nicht zwingend, dass sie an einer Depression erkrankt sind.

Professionelle Hilfe und Behandlung

Häufen sich jedoch die Episoden depressiver Verstimmungen oder sind sie sogar dauerhaft vorhanden, sollte dies von Fachleuten abgeklärt werden. Oft erkennen die Angehörigen diese Notwendigkeit früher als die Betroffenen selbst. Zudem kommt es nicht selten vor, dass auch sie unter depressiven Verstimmungen leiden. Die Anstrengung durch die äußerst intensive Betreuung des Patienten oder der Patientin ist dabei oft weniger belastend als die Tatsache, dass all die Arbeit, die Aufopferung, die Liebe und Geduld nicht gesehen werden. Sie leisten Unglaubliches und ich haben den größten Respekt vor allen, die sich dieser Herausforderung annehmen. Wenn Sie zu diesen Superheldinnen oder Superhelden gehören, sollten Sie überlegen, ob und in welchem Umfang eine Betreuung für Sie sinnvoll ist. Denn nur, wenn es Ihnen gutgeht, können Sie für die betroffene Person sorgen. Die Selbstfürsorge ist weder egoistisch noch eine Zeitverschwendung – sie ist eine Notwendigkeit! Mehr dazu erfahren Sie im Kapitel »Rolle der Angehörigen« (Seite 116).

Psychologische und psychotherapeutische Behandlung In der Behandlung steht das Ziel, den Betroffenen wieder eine Lebensperspektive zu geben, im Vordergrund. Die konkreten Therapieziele werden mit den Betroffenen besprochen, vereinbart, regelmäßig evaluiert und bei Bedarf angepasst. Diese Ziele sollten sich unbedingt auf Aktivitäten und die Teilhabe in allen relevanten Lebensbereichen richten. Die Einbeziehung der Angehörigen in den Behandlungsprozess ist sehr wertvoll und wichtig, sofern die Betroffenen damit einverstanden sind.

Symptome einer Depression

Gemäß der aktuellen Leitlinie für Depressionen[4] berichten Betroffene oder deren Angehörige häufig über folgende Symptome:

- allgemeine körperliche Abgeschlagenheit, Mattigkeit, Kraftlosigkeit bis hin zu ständiger Müdigkeit
- Schlafstörungen (Ein- und Durchschlafstörungen, Früherwachen)
- Appetitstörungen, Magendruck, Gewichtsverlust, Obstipation, Diarrhoe
- diffuser Kopfschmerz
- Druckgefühl in Hals und Brust
- unregelmäßiger Puls, Atemnot oder Magen- und Darmbeschwerden
- Schwindelgefühle, Flimmern vor den Augen, Sehstörungen
- Muskelverspannungen, diffuse Nervenschmerzen, sexuelle Funktionsstörungen
- Gedächtnisstörungen
- Vernachlässigung von Körperpflege und Kleidung
- veränderte Gestik, Mimik oder Sprache
- Verlangsamung

Zur Behandlung gehört zudem das Erlernen von Entspannungstechniken, auch der Umgang mit der Erkrankung im Arbeitskontext kann Inhalt einer Therapie sein. Außerdem werden dabei oft Strategien zur Stress- oder Angstbewältigung erarbeitet und deren Anwendung im Alltag geübt.

Bewährte Strategien für zu Hause Achten Sie auf eine klare und regelmäßige Tagesstruktur. Das bedeutet, gewisse Routinen in den Alltag einzubauen, am besten jeweils zur selben Uhrzeit. Planen Sie Zeit für die Körperpflege, zum Erledigen von kleinen Aufgaben oder zum Trainieren ein. Darüber hinaus ist es wichtig, dass die betroffene Person ausreichend schläft und stets zur selben Zeit zu Bett geht.

Liegt eine Aphasie oder Dysarthrie vor, kann dies eine Betreuung im therapeutischen Setting erschweren oder gar unmöglich machen. In den meisten Fällen wird eine Depression zusätzlich medikamentös mit Antidepressiva behandelt.

Ihre Unterstützung zählt

Als nahestehende Person nehmen Sie eine wichtige Rolle im Heilungsprozess ein, indem Sie dem oder der Betroffenen beistehen und Mut zusprechen. Durch die praktische sowie mentale Unterstützung können Sie einen positiven Beitrag zur Genesung leisten. Körperliches Training wirkt sich positiv auf Depressionen aus, wobei es nicht so sehr darauf ankommt, um welche Aktivität es sich handelt, sondern darauf, dass die betroffene

Person sie gerne durchführt. Vielleicht gibt es etwas, was Sie mit ihr zusammen unternehmen können.

Angststörung

Vor allem in Zusammenhang mit einer Depression kommt es häufig vor, dass Schlaganfall-Betroffene eine Angststörung entwickeln. Dabei können gewohnte und einfache Alltagsaktivitäten, wie eine Zugfahrt, das Einkaufen oder soziale Events Panikattacken auslösen. Allein die Angst vor einem Rückfall kann Panik auslösen, was sich in Herzklopfen, Schweißausbrüchen, einer erhöhten Atemfrequenz oder Übelkeit niederschlagen kann. Wenden Sie sich beim Auftreten einer Angststörung ebenfalls an die betreuende Ärztin oder den betreuenden Arzt, um eine psychiatrische oder psychotherapeutische Behandlung einzuleiten. Bei fehlender Einsicht der Betroffenen dürfen und sollen Sie proaktiv Hilfe anfordern.

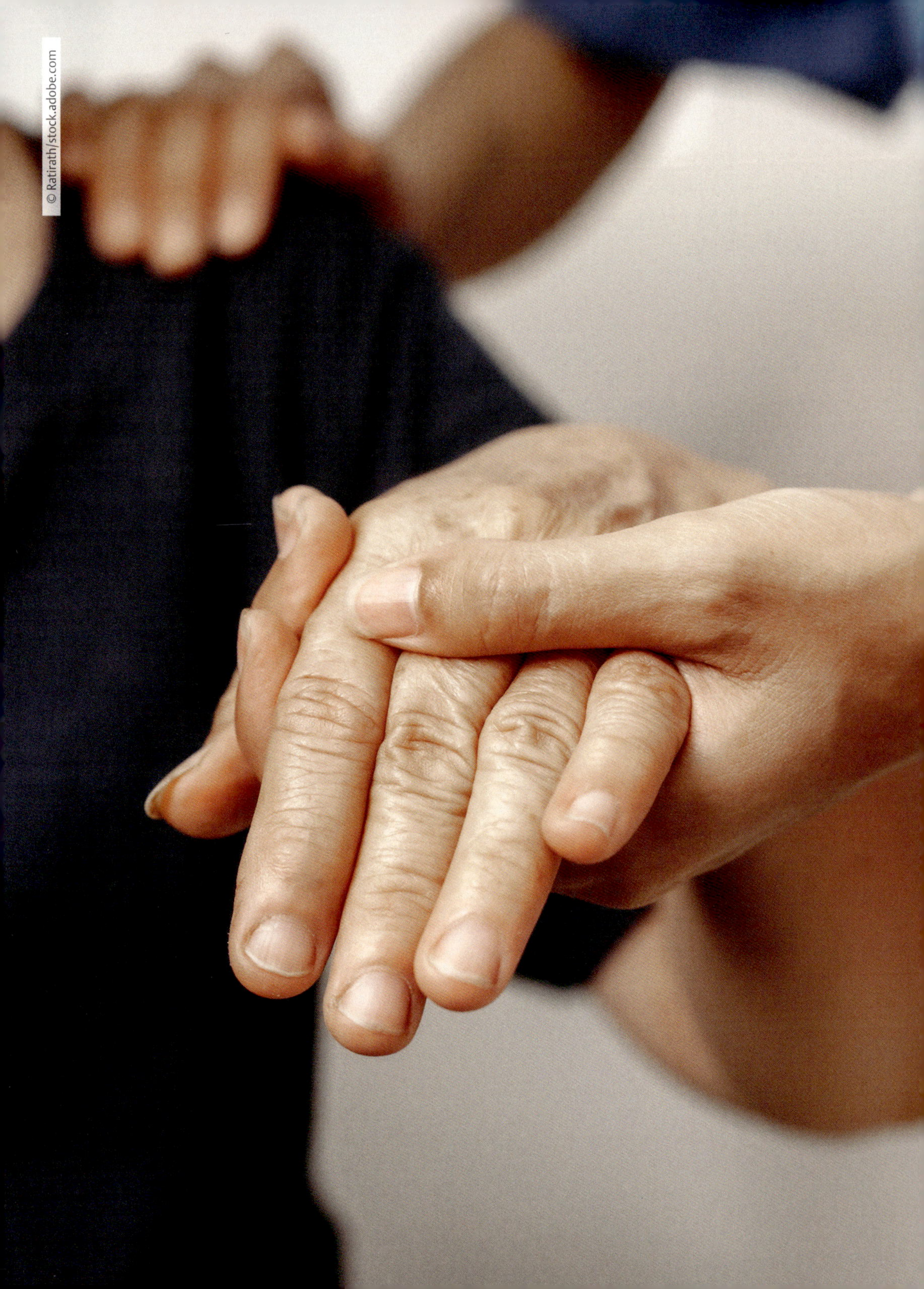

Tipps für den Alltag

Praktische Hinweise für den Alltag sowie Empfehlungen zur Entlastung Angehöriger erleichtern den Umgang mit Personen, die von einem Schlaganfall betroffen sind.

Lagerung und Transfers

Die Kenntnis der richtigen Techniken für die Lagerung und Transfers für nach einem Schlaganfall beeinträchtige Personen bedeutet für alle eine Hilfe und Erleichterung.

Die Lagerung von Personen, die nach einem Schlaganfall körperlich beeinträchtigt sind, hat auch Einfluss auf den Heilungsverlauf. Da sie für den Transfer von einer Position in eine andere oft auf Hilfe angewiesen sind, ist es wichtig, dass Sie dafür bestimmte Techniken kennen. So wird der Transfer nicht nur für die betroffene Person, sondern auch für Sie, die ihr dabei helfen, weniger anstrengend und gelingt ohne unliebsame Zwischenfälle.

Art und Wirkung der Lagerung

Wie bereits im Kapitel »Trainingsmethoden« (Seite 49) erwähnt, lässt sich eine Halbseitenlähmung nach einem Schlaganfall durch die Förderung der stärker betroffenen Seite positiv beeinflussen. Für die Zimmergestaltung bedeutet dies, das Bett so zu stellen, dass die betroffene Seite zum Zimmer hin ausgerichtet ist. Auch das Aufstehen aus dem Bett und der Kontakt zu anderen Personen sollten, wenn möglich, über die betroffene Körperseite stattfinden. Besucher sollten sich möglichst an der betroffenen Seite der Person aufhalten. Auch Kleinigkeiten, die die Erinnerungen und die Sinne anregen, wie Blumen, Musik oder Fotos, sollten auf der betroffenen Seite aufgestellt werden.

Eine gute Lagerung im Bett oder auf dem Stuhl ist nicht nur für eine schmerzfreie und bequeme Positionierung und als Schutz der gelähmten Gliedmaßen wichtig, sondern kann auch die Erholung unterstützen, Muskelspannungen optimieren und Muskelverkürzungen vorbeugen. Dafür gibt es verschiedene Konzepte, von denen ich besonders die Lagerung in Neutralstellung (LIN-Lagerung) empfehle.

Neutralstellung (LIN)

Das Grundprinzip besteht darin, gelähmte Körperteile zu stützen und alle Gelenke in einer möglichst physiologischen Neutralstellung zu lagern, um eine gewisse Beweglichkeit zu erhalten sowie Überdehnungen, Verkürzungen, Druckstellen und Schmerzen zu vermeiden. Es hat sich gezeigt, dass dies von Betroffenen als angenehm und entspannend wahrgenommen wird.

Dafür werden oft viele Kissen, Decken und Lagerungsblöcke benötigt. Wenn es der Person möglich ist zu antworten, fragen Sie nach, ob es bequem ist oder was sie benötigt. Da auch der Wärmehaushalt nach einem Schlaganfall oft beeinträchtigt ist, ist es wichtig, eine Überwärmung oder Unterkühlung zu vermeiden. Eine herkömmliche Bettdecke könnte zu warm sein, manchmal reicht ein Leinen- oder Frotteetuch. Unter Umständen ist es für den Alltagsbedarf einfacher, mit einem Stillkissen anstatt mit vielen einzelnen Kissen zu arbeiten. Solange die betroffenen Extremitäten gut gelagert und keiner Verletzungsgefahr ausgesetzt sind und es für die Person bequem ist, ist das Wichtigste erreicht.

Sitzen

Wie bereits erläutert, ist eine stabile und aufrechte Haltung sowohl für den Schluckvorgang als auch für das Sprechen und Atmen essenziell (siehe dazu die Kapitel »Behandlung von Schluckstörungen« (Seite 66) und Kapitel »Behandlung von Sprach- und Sprechstörungen«, Seite 70). Wenn möglich, soll die betroffene Person während des Essens auf einem Stuhl und nicht im Rollstuhl sitzen und die Mahlzeit am Tisch einnehmen. Dadurch sitzt sie nicht nur aufrechter, sondern erhält durch den Transfer auf den Stuhl ganz nebenbei noch eine kleine Therapieeinheit. Nicht zuletzt unterstützt dies außerdem ein möglichst normales Leben außerhalb des Rollstuhls. Beim Essen sollte der betroffene Arm eingesetzt werden. So kann zum Beispiel die betroffene Hand mit der Gabel das Essen »fixieren«, während die andere Hand schneidet. Ist ein Arm vollständig gelähmt, sollte er auf dem Tisch liegen und nicht seitlich herunterhängen. Verwenden Sie beim Sitzen im Rollstuhl einen Rollstuhl-Tisch oder benutzen Sie zur Lagerung des Arms ein Kissen oder ein aufgerolltes Handtuch. Ein Kissen in der Lendenwirbelsäule verleiht zusätzlich Stabilität und erlaubt den Betroffenen, sich besser zu entspannen.

Lagerung auf der nicht betroffenen Seite

Nehmen Sie eine dünne Decke oder ein Frotteetuch, falten Sie sie der Länge nach auf eine Breite von ca. 40 cm und legen Sie sie quer über das Bett. Mit der Decke wird die untere Wirbelsäule gestützt und ein Einsinken vermieden. Außerdem können Sie sie ganz praktisch zum Rutschen verwenden, etwa indem Sie beim Drehen oder Hochrutschen daran ziehen.

Achten Sie darauf, dass die Person so weit hinten auf der Matratze liegt, dass sie nicht aus dem Bett fällt. Die vorbereitete Decke nun vor dem Bauch und hinten am Rücken so einrollen, dass sie wie eine Stütze wirkt. Das sichert den Rumpf und vermittelt ein angenehmes, sicheres Gefühl. Nun legen Sie ein Kissen unter den betroffenen Arm und schieben es so weit in die Achselhöhle, dass der Arm locker liegt.

Lagerung auf der nicht betroffenen Seite

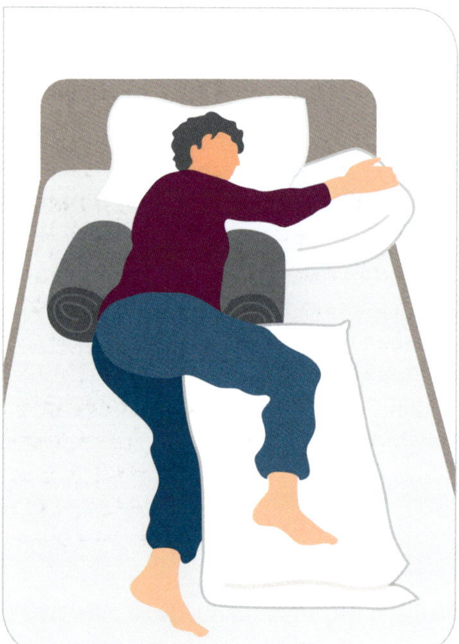

Achten Sie darauf, dass die Hand nicht nach unten hängt, sondern ebenfalls gestützt wird. Legen Sie nun ein zweites Kissen unter das betroffene Bein und lagern es etwa in einem 90-Grad-Winkel darauf. Wichtig ist, dass der Fuß vollständig auf dem Kissen und Knie und Hüfte in der Horizontalen auf gleicher Höhe liegen. Ob beide Beine angewinkelt sind oder das untere Bein etwas nach hinten gestreckt wird, ist dabei nicht relevant. Die Hauptsache ist, dass sich die betroffene Person entspannen kann. Achten Sie auch gut darauf, dass das Kopfkissen die Halswirbelsäule stützt und nicht ins Gesicht drückt.

Lagerung auf der betroffenen Seite

Falten Sie wie für die Lagerung im Liegen auf der nicht betroffenen Seite (Seite 95) eine Decke, legen Sie sie auf das Bett und achten Sie auch hier darauf, dass die Person richtig liegt und ausreichend gestützt wird.

Es ist wichtig, Druck auf das betroffene Schultergelenk in der Seitenlage zu vermeiden. Ziehen Sie den Arm deshalb vorsichtig am Schulterblatt etwas nach vorne, strecken Sie ihn und legen Sie ihn mit nach oben zeigender, offener Handfläche nach vorne ab. Der Oberkörper darf sich etwas nach hinten an die vorbereitete Decke lehnen, um den betroffenen Arm noch mehr zu entlasten. Legen Sie nun ein zweites Kissen unter das betroffene Bein und lagern es wie bei der Lagerung im Liegen auf der nicht betroffenen Seite beschrieben. Achten Sie auch hier wieder gut darauf, dass das Kopfkissen die Halswirbelsäule stützt und nicht ins Gesicht drückt.

Rückenlage

Bei der Lagerung auf dem Rücken stützt man den Kopf wie gewohnt mit einem Kissen. Legen Sie ein zweites großes Kissen unter die betroffene Schulter und den betroffenen Arm, sodass dieser entspannt liegen kann. So wird zugleich der Rückfluss aus der häufig vorhandenen Schwellung in Hand und Unterarm unterstützt. Optional können Sie ein weiteres Kissen unter das Becken oder die Knie legen. Hier eignet sich ebenfalls ein Stillkissen, das legt man dann U-förmig unter die Beine und seitlich unter die Arme. Legen Sie zuletzt noch kleine Kissen unter die Fersen, um zu vermeiden, dass sich dort durch eine längere Liegezeit Druckstellen bilden.

Verschieben im Bett

Patienten müssen im Bett nach oben rutschen, um zum Kopfteil zu gelangen, oder sich seitlich verschieben, etwa um sich einen Gegenstand vom Nachttisch zu nehmen oder um aufzustehen.

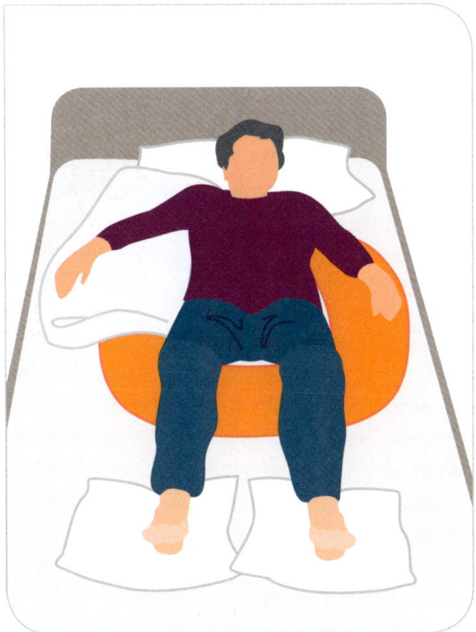

Lagerung auf dem Rücken

Hochrutschen Wenn die betroffene Person mit den Füßen an die Bettkante stößt oder wenn sie sich im Bett aufrichten will/soll, etwa zum Inhalieren, Trinken oder Lesen, muss sie nach oben rutschen. Kann sie mithelfen, sollte sie mit der nicht betroffenen Seite »hochrobben«, während Sie auf der betroffenen Seite nachhelfen. Bei schwer betroffenen Personen empfehle ich, möglichst eine zweite Person zu Hilfe zu holen. Wenn ein Pflegebett zur Verfügung steht, stellen Sie es in eine flache oder wenn möglich etwas überhängende Position, sodass die Schwerkraft unterstützend wirkt. Rollen Sie ein Tuch auf und legen Sie es der betroffenen Person unter das Becken.

Nun können sie zu zweit auf beiden Seiten am gerollten Tuch die Person nach oben ziehen.

Seitlich verrutschen Dabei sollte die betroffene Person die Beine aufstellen und versuchen, das Becken etwas anzuheben, damit Sie es leichter seitlich bewegen können. In einem zweiten Schritt soll sie mit Ihrer Hilfe den Kopf anheben und den Oberkörper seitlich verschieben. Fahren Sie so gemeinsam Schritt für Schritt fort, bis die gewünschte Position erreicht ist. Dabei haben Sie nebenbei eine Trainingseinheit für die betroffene Person in den Alltag integriert.

Hochrutschen im Bett

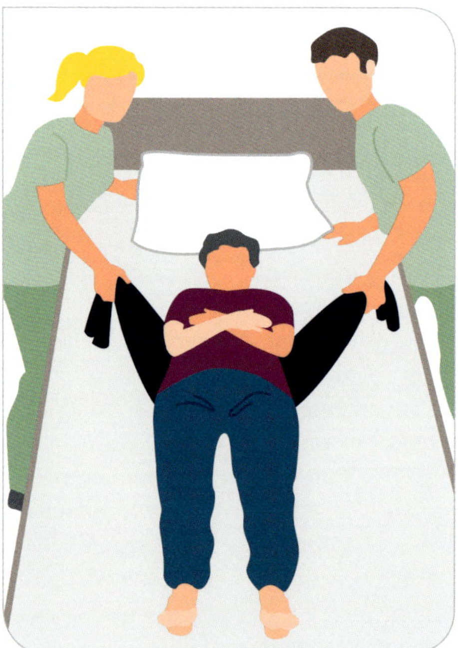

Bei schwer betroffenen Personen stellen Sie sich seitlich ans Bett und schieben Ihre Arme wie eine Schaufel unters Becken, sodass die Hände auf der Gegenseite das Becken zu greifen bekommen. Nun können Sie es rückenschonend zu sich ziehen. Anschließend schieben Sie beide Arme nebeneinander unter den Schultergürtel. Nun können Sie den Oberkörper rückenschonend zur Seite ziehen. In einem dritten Schritt verschieben Sie das Kopfkissen zusammen mit dem Kopf.

Einfacher geht es, wenn Sie das Bettlaken eng am Körper anlegen und es zur Seite ziehen. Das geht jedoch nur mit einem festen, nicht dehnbaren Laken.

Lagerung im Sitzbett

Wenn im Bett gegessen oder getrunken werden soll, ist eine optimale Position wichtig. Eigentlich sollte immer im Stuhl am Tisch gegessen werden. Das ist jedoch nicht immer möglich, dann ist die Lagerung im Sitzbett eine gute Alternative. Dies eignet sich auch zum Fernsehen, Lesen, Inhalieren oder wenn man einfach die Position wechseln möchte. Häufig bekommen Betroffene in flacher Lagerung Atemnot (Orthopnoe), dann ist die aufrechte Haltung im Sitzbett angenehmer.

Dies setzt voraus, dass Sie über ein Bett verfügen, bei dem das Kopfteil verstellbar ist. Helfen Sie der betroffenen Person zuerst, so weit wie möglich nach oben zu rutschen. Stellen Sie nun das Bett in die

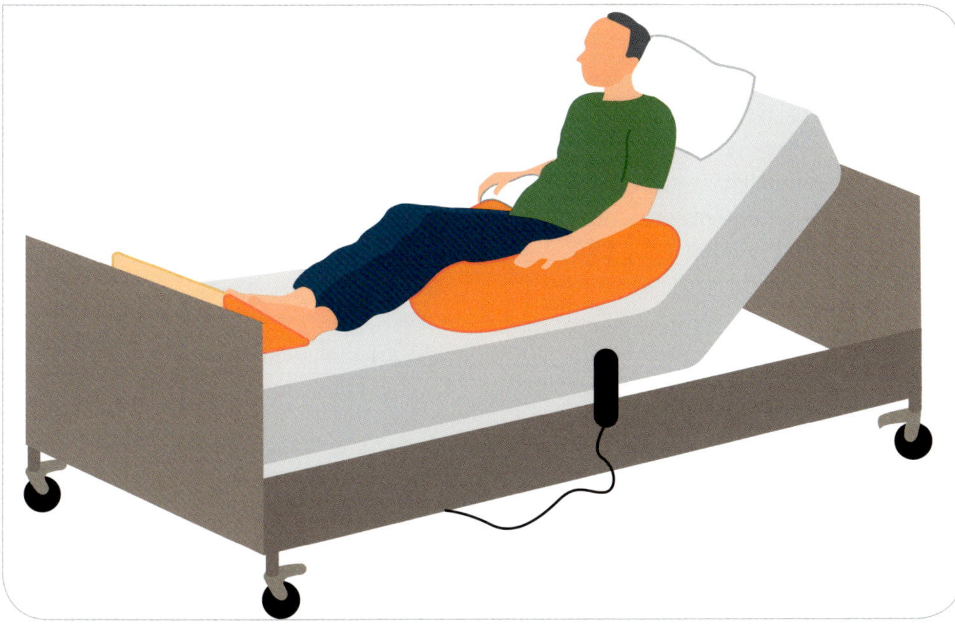

Für das Essen im Bett eignet sich die Lagerung im Sitzbett

Sitzposition. Legen Sie sogleich entweder ein Stillkissen, ein herkömmliches Kissen oder ein aufgerolltes Handtuch unter das Becken, damit sie nicht herunterrutschen kann. Das Stillkissen bietet den Vorteil, dass man auch die Arme darauflegen kann und man so wie in einem Sessel sitzt. Verwenden Sie alternativ ein normales Kissen für den betroffenen Arm. Gegebenenfalls können Sie in dieser Position einen Lagerungsblock unter die Füße legen. Lagerungsblöcke oder Lagerungskeile zur Erleichterung einer stabilen Lagerung sind in den Sanitätshäusern oder in Online-Shops erhältlich.

Transfers

Von einem Transfer sprechen wir, wenn wir von einer Lage oder Sitzgelegenheit zu einer anderen wechseln, also beispielsweise vom Bett in den Rollstuhl oder von einem Stuhl auf einen anderen. Daneben spricht man auch von Bodentransfer, also wenn jemand auf dem Boden sitzt und wieder aufsteht. Schlaganfall-Betroffene mit Lähmungserscheinungen können das oft nicht mehr allein und benötigen Unterstützung von einer oder zwei Hilfspersonen. Ich erläutere Ihnen verschiedene Techniken, die Sie je nach Schweregrad der Einschränkungen anwenden können.

Weniger schwer betroffene Personen können ohne Hilfe aufstehen, manchmal ist die Bewegung jedoch noch nicht ganz leicht oder es besteht die Tendenz, beim Aufstehen oder Absitzen nach hinten zu kippen. In diesem Fall sollten Sie mit ihr die Technik zum Hinsetzen und Aufstehen überarbeiten und bei jeder Gelegenheit üben.

Vorbereitung

Bereiten Sie zuerst alles vor, damit Sie beim Transfer Ihre volle Aufmerksamkeit der oder dem Betroffenen widmen können. Stellen Sie den Rollstuhl mit den Armlehnen parallel zum Bett, klappen Sie die Armlehne an der Bettseite zurück und entfernen Sie die Fußstützen. Ziehen Sie die Bremsen an und stellen Sie Schuhe und bei Bedarf Kleider bereit. Holen Sie nun gegebenenfalls eine Hilfsperson hinzu. Die betroffene Person soll sich zur Seite drehen und sich dann in den Sitz hochdrücken. Am besten hilft sie bei allen Transfers so viel wie möglich mit; kündigen Sie dafür jeweils die nächsten Schritte an, damit sie sich darauf vorbereiten kann und keine Angst bekommt.

> **Wichtig**
>
> Wenn viel Kraft aufgewendet werden muss, bei Ihnen oder bei der betroffenen Person Unsicherheiten oder Angst bestehen, lassen Sie sich für die Transfers unbedingt von den betreuenden Fachleuten anleiten.

Ablauf des Transfers

Der Transfer erfolgt in der Regel über die betroffene Seite, so kann man zugleich noch einen willkommenen Trainingseffekt nutzen. Das gilt jedoch nicht, wenn ein starker Neglect oder ein Pusher-Syndrom vorliegt, dann ist es einfacher, den Transfer über die nicht betroffene Seite durchzuführen.

Lassen Sie die Person vor dem Transfer nach vorne rutschen. Dabei soll sie den betroffenen Arm, falls dieser nicht oder kaum einsetzbar ist, mit der nicht betroffenen Hand halten, um ihn vor Verletzungen zu schützen (außer er wird durch eine Armschlinge gestützt). Geben Sie klare Instruktionen und leiten Sie den Transfer Schritt für Schritt an.

Aufstehen von einem Stuhl

Ein gesunder Mensch steht jeden Tag durchschnittlich etwa 45 × auf. Rund ein Drittel bis mehr als die Hälfte aller Personen über 50 Jahren haben jedoch Schwierigkeiten beim Aufstehen. Nach einem Schlaganfall kann diese Alltagsbewegung, die so viel Freiheit bedeutet, zu einem großen Hindernis werden. Daher ist es wichtig, das Aufstehen zu üben, damit die betroffene Person dies eines Tages allein oder mit wenig Hilfe schafft.

Achten Sie auf die richtige Sitzhöhe und wählen Sie anfangs eine höhere Sitzgelegenheit, das erleichtert das Aufstehen und bietet eine gute Trainingsmöglichkeit. Die Sitzhöhe kann dann nach einiger Zeit kontinuierlich reduziert werden, bis das Aufstehen von einem Stuhl, dem Bett oder von der Toilette wieder gut möglich ist.

Wichtig: Beim Aufstehen sollte sich die betroffene Person niemals an Ihnen, einem Handlauf oder dem Waschbecken hochziehen. Diese Kompensationsstrategie wieder abzubauen ist sehr schwierig und darüber hinaus für Sie als Hilfsperson mit unnötigem Kraftaufwand verbunden. Stellen Sie sich entweder vor die Person oder an ihre betroffene Seite, um sie am Becken zu stützen.

Das Aufstehen erfolgt in mehreren Einzelschritten:

1. *Vorrutschen:* Die Person soll auf der Sitzfläche nach vorne rutschen. Helfen Sie gegebenenfalls mit. Am besten rutscht sie abwechselnd mit der rechten und linken Beckenseite vor.
2. *Füße richtig aufstellen:* Achten Sie darauf, dass die Füße etwa 10 cm hinter den Knien stehen, damit man den Körperschwerpunkt nicht so weit nach vorne bringen muss.
3. *Abstoßen:* Die Person soll sich mit einer Hand hinten an der Matratze oder, wenn vorhanden, an der Armlehne hochstoßen. Die zweite Hand liegt entweder an der zweiten Armlehne, vorne am Rollator oder am Rücken der Hilfsperson. Man kann sie auch mit einer Armschlinge schützen.
4. *Weit vorlehnen:* Die Person soll sich nun von der Hüfte aus weit vorlehnen, der Blick bleibt dabei nach vorne gerichtet.
5. *Aufrichten:* Wenn das Gewicht auf die Füße verlagert ist, soll sie die Fersen in den Boden drücken und aktiv aufstehen (nicht ziehen!). Wird für die Fortbewegung ein Rollator verwendet, können im Stand beide Hände an den Rollator gelegt werden. Erst dann werden die Bremsen gelöst.

Der Ablauf zum Absitzen erfolgt in umgekehrter Reihenfolge. Achten Sie darauf, dass die Person langsam und kontrolliert absitzt und dann aufrecht und mittig sitzt.

Hoher Transfer über den Stand

Für den Transfer über den Stand muss die betroffene Person stehen und selbst Schritte machen können. Stellen Sie zunächst den Rollstuhl bereit. Die Füße sollten leicht zum Rollstuhl zeigen. Stabilisieren Sie das betroffene Knie von vorne, ohne es dabei einzuklemmen. Greifen Sie auf der betroffenen Seite ans Becken und auf der nicht betroffenen Seite unter den Arm hindurch zum Rumpf. Fordern Sie die Person auf, den Oberkörper weit nach vorne zu neigen und aufzustehen. Drehen Sie sich gemeinsam langsam Schritt für Schritt zum

Stuhl oder Rollstuhl. Achten Sie dabei darauf, dass der betroffene Fuß mitdreht und nicht hängen bleibt. Die Person soll nun mit dem nicht betroffenen Arm nach hinten an die Armlehne greifen und sich kontrolliert setzen.

Dieser Transfer eignet sich sehr gut, um vom Rollstuhl auf die Toilette zu gelangen und umgekehrt.

Der hohe Transfer über den Stand eignet sich, wenn die Person bereits einige Schritte gehen kann

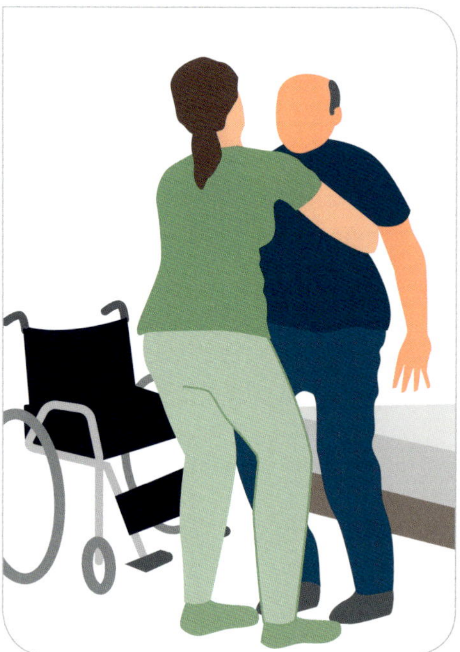

Halbhoher Transfer

Für den halbhohen Transfer muss die betroffene Person etwas mithelfen können und darf sich nicht »sperren«. Die Füße sollten leicht zum Rollstuhl hin gedreht sein. Der neben dem Rollstuhl stehende Fuß kann dabei etwas weiter vorne stehen, dann geht es leichter. Stabilisieren Sie das betroffene Knie von vorne, ohne es dabei einzuklemmen. Greifen Sie auf der betroffenen Seite ans Becken und auf der nicht betroffenen Seite unter den Arm hindurch zum Rumpf. Fordern Sie die Person auf, den Oberkörper weit nach vorne zu beugen und aufzuste-

Der halbhohe Transfer eignet sich, wenn die Person etwas mithelfen kann

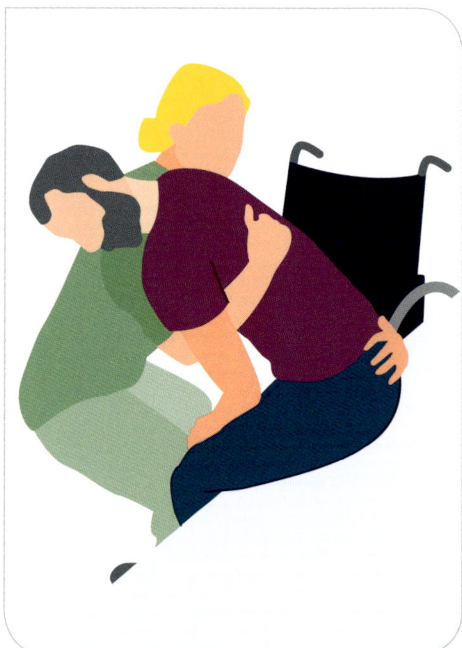

hen. Verlagern Sie Ihr Gewicht nach hinten, sodass Sie beide das Gewicht wie bei einer Waage halten können. Verlagern Sie nun das Gewicht der betroffenen Person auf die Füße, heben Sie ihr Gesäß an und schwenken Sie sie zur betroffenen Seite. Achten Sie dabei darauf, dass der betroffene Fuß mitdreht und nicht hängen bleibt.

Tiefer Transfer zu zweit

Der tiefe Transfer wird bei schwer von einem Schlaganfall betroffenen Personen angewendet, er sollte möglichst zu zweit durchgeführt werden. Ich empfehle Ihnen, ein Rutschbrett zu verwenden. Schieben Sie es mit einem Ende unter das Becken der betroffenen Person und legen Sie das andere Ende auf die Ziel-Sitzfläche. Das Rutschbrett füllt die Lücke zwischen den beiden Sitzgelegenheiten aus und vereinfacht das Rutschen.

Der tiefe Transfer mit Kissen eignet sich, wenn sich die Person sperrt

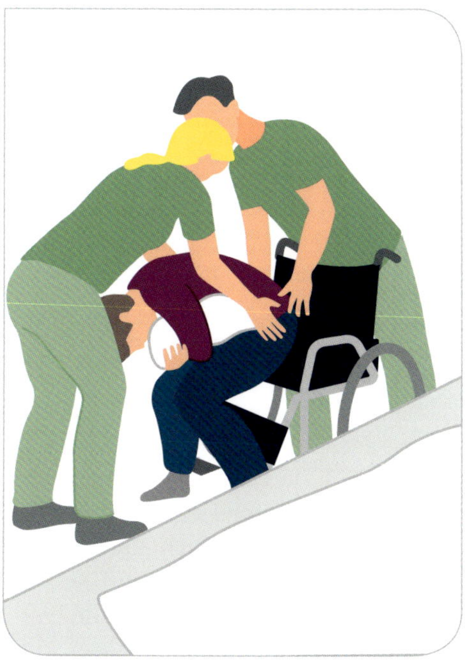

Die Füße sollten etwas nach hinten und leicht zum Rollstuhl hin gedreht sein. Der neben dem Rollstuhl stehende Fuß kann dabei etwas weiter vorne stehen, dann geht es leichter. Stabilisieren Sie das betroffene Knie von vorne, ohne es einzuklemmen. Greifen Sie auf der betroffenen Seite ans Becken und auf der anderen unter den Arm hindurch zum Rumpf. Fordern Sie die Person auf, den Oberkörper weit nach vorne zu neigen. Verlagern Sie Ihr Gewicht nach hinten, sodass Sie beide das Gewicht wie bei einer Waage halten können. Verlagern Sie nun das Gewicht der betroffenen Person auf die Füße, heben Sie ihr Gesäß an und schwenken Sie sie zur betroffenen Seite. Achten Sie dabei darauf, dass der betroffene Fuß mitdreht und nicht hängen bleibt. Lassen Sie sich nun von jemandem helfen, der die Person am Becken anhebt und hilft, ihren Körper zu drehen.

Wenn sich die Person sperrt

Wenn sich die Person nach hinten oder seitlich abdrückt, kann ein Transfer eine große Herausforderung für alle Beteiligten darstellen. Legen Sie in diesem Fall ein großes Kissen zwischen die Oberschenkel und den Bauch. Die Arme können wie bei einer Umarmung um das Kissen gelegt werden. Das vermittelt Sicherheit und lässt die Person mehr entspannen. Sie können ihren Oberkörper weiter nach vorne neigen und von oben über die Schultern zum Becken greifen. Durch die starke Neigung nach vorne hat sie nicht mehr die Kraft, sich nach hinten zu drücken, sodass eine gefährliche Situation verhindert wird. Lassen Sie sich diese Art von Transfer von einer Fachperson zeigen und führen Sie ihn immer zu zweit durch.

Der Bodentransfer ist notwendig, um nach einem Sturz wieder aufzustehen

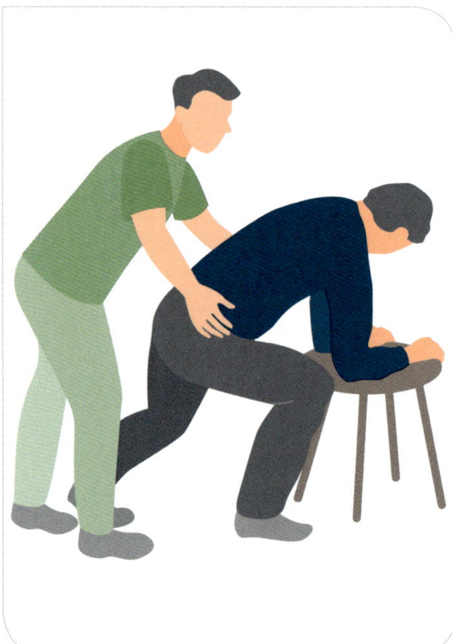

Der Bodentransfer

Es lohnt sich, im Rahmen der Physiotherapie zu üben, wie man auf den Boden und wieder nach oben kommt, bis der Ablauf für beide Parteien klar ist. Denn falls die Person unerwartet stürzt, ist es wichtig, eine Strategie zum Aufstehen zu kennen. Nur wenn der genaue Ablauf zuvor geübt wurde, kann das Aufstehen für alle einigermaßen stressfrei durchgeführt werden.

Vorbereitung Bevor Sie beim Aufstehen helfen, kontrollieren Sie, ob die gestürzte Person verletzt ist und medizinische Hilfe benötigt. In diesem Fall betten Sie sie auf dem Boden warm und sicher und rufen Sie den Rettungsdienst.

Wenn dies nicht der Fall ist, überlegen Sie, ob Sie Unterstützung holen können. Dann schauen Sie sich zuerst nach einer Gelegenheit um, an der sich die Person festhalten kann (Sofa, Bett, Bank). Wenn möglich, soll sie auf allen vieren dorthin kriechen und sich darauf stützen. Stellen Sie sonst einen Stuhl in die Nähe.

Ablauf Die Person hält sich am Stuhl o. Ä. fest und stellt das stärkere Bein auf. Gegebenenfalls können Sie am Fuß nachhelfen, bis sie in den Halbkniestand gelangt ist. Dann soll sie sich mit dem aufgestellten Bein hochstemmen und gleichzeitig mit den Armen hochziehen. Unterstützen Sie sie dabei am Becken und entlasten Sie etwas Gewicht, damit sie nicht umkippt.

Nach einem Sturz sollten Sie sich anschließend beide für einen Moment hinsetzen und ein paar Mal tief durchatmen, um den Schock zu verarbeiten. Kontrollieren Sie nun nochmals, ob sich die Person verletzt hat und medizinische Versorgung benötigt. Hat sie sich am Kopf gestoßen, sollte sie ärztlich untersucht werden, damit eine Gehirnerschütterung ausgeschlossen werden kann.

Der Autotransfer

Parken Sie das Fahrzeug möglichst auf einer ebenen Fläche, wo ausreichend Platz ist, um die Beifahrertür vollständig zu öffnen. Stellen Sie dann den Rollstuhl neben das Auto und arretieren Sie die Bremsen. Entfernen Sie die Fußstützen und klappen Sie die zum Auto zeigende Armlehne nach hinten oder entfernen Sie sie.

Lassen Sie die betroffene Person weit nach vorne rutschen. Die Füße sollten etwas nach hinten verlagert und leicht abgedreht sein. Der Fuß an der Fahrzeugseite kann etwas weiter vorne stehen, um das Abdrehen zu vereinfachen. Stabilisieren Sie das betroffene Knie von vorne, ohne es dabei einzuklemmen. Greifen Sie auf der betroffenen Seite ans Becken und auf der nicht betroffenen Seite unter den Arm hindurch zum Rumpf. Fordern Sie die Person auf, den Oberkörper weit nach vorne zu neigen. Verlagern Sie Ihr Gewicht nach hinten, sodass Sie beide das Gewicht wie bei einer Waage halten können. Verlagern Sie nun das Gewicht der betroffenen Person auf die Füße, heben Sie ihr Gesäß an und schwenken Sie sie zur betroffenen Seite. Achten Sie dabei darauf, dass der betroffene Fuß mitdreht und nicht hängen bleibt.

Helfen Sie der betroffenen Person, sich abzudrehen und in den Autositz zu setzen. Achten Sie dabei darauf, dass sie sich den Kopf nicht anstößt, und helfen Sie ihr, die Füße ins Auto zu nehmen.

Der Autotransfer

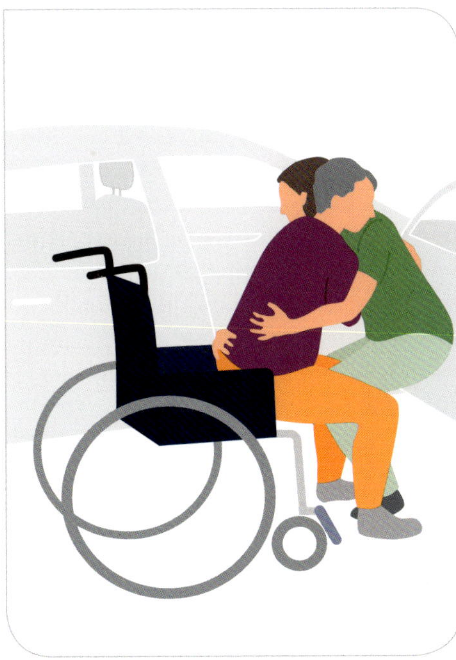

Hilfsmittel und unterstützende Maßnahmen

Für die Bewältigung des Alltags nach einer Reha gibt es individuelle Hilfsmittel und Maßnahmen, die das Leben mit Einschränkungen erheblich erleichtern.

Mobilität im privaten und öffentlichen Raum ist wichtig für die Teilhabe am sozialen und kulturellen Leben und somit für die Lebensqualität. Dafür gibt es eine Reihe von individuell angepassten Hilfsmitteln und Maßnahmen sowie öffentlich verfügbaren Angeboten, die ein barrierefreies Leben möglich machen. Ein barrierefreies Leben bedeutet jedoch nicht nur, dass die eigene Wohnung etwa durch einen Personenlift gut zugänglich ist und man sich darin frei bewegen kann oder dass öffentliche Gebäude und Toiletten rollstuhlgängig sind. Es bedeutet auch, dass man sich im öffentlichen Raum bewegen, Freizeitaktivitäten ausführen oder sich mit einem umgebauten Fahrzeug fortbewegen kann. Für eine mögliche Integration in ein berufliches und soziales Umfeld ist Mobilität unerlässlich. Neben dem Zurücklegen von Distanzen stellt sie zudem ein intrinsisches Bedürfnis eines jeden Menschen dar und bedeutet eine gewisse Autonomie. Als Person mit körperlichen Einschränkungen unterwegs zu sein, birgt aber auch neue Schwierigkeiten und ist oft mit Stress verbunden. Ist man über Möglichkeiten individuell angepasster Hilfsmittel sowie öffentlich verfügbarer Angebote informiert, ist die Teilhabe am sozialen, kulturellen und beruflichen Leben gut möglich.

Bereits während der stationären oder ambulanten Rehabilitation wird Ihnen das Behandlungsteam Vorschläge unterbreiten, welche Hilfsmittel für Sie sinnvoll sind. Im stationären Bereich arbeiten Kliniken häufig mit Sanitätshäusern zusammen, die die Versorgung durchführen.

Sollten Sie ein anderes Sanitätshaus wählen, empfehle ich Ihnen, die Kostenübernahme zuvor mit der Krankenkasse zu klären, denn diese muss dafür mit dem Sanitätshaus einen Vertrag abgeschlossen haben. Zusätzlich wird eine ärztliche Verordnung für die entsprechenden Hilfsmittel oder Maßnahmen benötigt. Manchmal stellt man aber erst zu Hause fest, was noch hilfreich sein könnte. Lassen Sie sich vom betreuenden Fachpersonal oder direkt im Sanitätshaus beraten. Sie können darüber hinaus auch Hilfsmittel erwerben, die nicht erstattungsfähig sind. Insbesondere sogenannte »Alltagshelfer« müssen häufig privat finanziert werden. Sollte Ihre Krankenkasse die Kostenübernahme ablehnen, haben Sie die Möglichkeit, innerhalb eines bestimmten Zeitraums (meistens bis zu vier Wochen) nach Erhalt der schriftlichen Ablehnung einen begründeten schriftlichen Einspruch zu erheben.

Orthesen

Fußorthesen Orthesen werden insbesondere bei einer Schwäche im Bein eingesetzt, am häufigsten bei einer Fußheberschwäche. Dabei können die Betroffenen beim Gehen den Vorfuß nicht heben und bleiben daher am Boden hängen. Eine Schwäche im Bein kann ebenfalls dazu führen, dass das Knie beim Auftreten instabil ist und entweder einknickt oder sich überstreckt. Diese Mechanismen führen nicht nur zu einem hinkenden Gangbild, sondern erhöhen die Sturzgefahr erheblich.

Stabile Schuhe als Grundlage: Grundlage für einen sicheren Stand und Gang sind stabile Schuhe. Diese müssen nicht notwendigerweise bei Orthopädietechnikern gekauft werden, meist reicht ein herkömmliches Modell aus. Achten Sie dabei darauf, dass der Schuh nicht zu weich ist und dass er über eine stabile Fersenkappe verfügt. Dicke, abfedernde Schuhsohlen sind zwar angenehm zu tragen, können aber bei Gangunsicherheiten eine zusätzliche Herausforderung sein und kontraproduktiv wirken. Man kann sich auch vorhandene Schuhe von einem Orthopädietechniker anpassen lassen. Auf jeden Fall sollten sogenannte Barfußschuhe und offene Schuhe vermieden werden, weil sie die Stolper- und Sturzgefahr erhöhen.

Hand- und Schulterorthesen Bei Bedarf werden auch Orthesen für die Schulter oder die Hand verordnet und angefertigt, vor allem wenn die gelähmte oder geschwächte Extremität Schmerzen bereitet oder beim Gehen stört, etwa weil durch den verminderten Muskeltonus das Mitpendeln des Armes fehlt. Für eine gute Erholung ist es jedoch wichtig, dass sie nur punktuell eingesetzt und regelmäßig abgenommen werden. Denn in gebeugter Stellung wird nicht nur der Blut- und Lymphabfluss reduziert, sondern die Extremität wird nicht oder weniger eingesetzt und trainiert, weil eine Orthese die Bewegungen einschränkt.

Mobilitätshilfen

Bei einer eingeschränkten Mobilität kann der Einsatz von geeigneten Hilfsmitteln helfen, die eigene Autonomie zu erhalten. Manchmal reicht bereits der Einsatz von Walkingstöcken oder eines Wanderstockes aus. Möglicherweise sind jedoch weitere Hilfsmittel notwendig.

Rollator

Ein Rollator ist bei eingeschränkter Gehfähigkeit ein geeignetes Hilfsmittel, vorausgesetzt, beide Arme können eingesetzt werden. Gerade im Außenbereich bietet er vielen Betroffenen Sicherheit. Die meisten Modelle verfügen über eine kleine Tasche oder einen Korb, in dem man Kleinigkeiten oder Einkäufe verstauen kann. Beim Kauf oder der Miete eines Rollators gilt es, bei der Modellauswahl einige Fragen zu klären:

- Soll der Rollator hauptsächlich im Innen- oder im Außenbereich genutzt werden? Für den Einsatz draußen sollte er größere Räder haben, damit er auf unebenen Flächen oder Schotterwegen nicht unangenehm ruckelt.
- Soll Ihr Rollator über eine Sitzfläche verfügen? Falls ja, achten Sie dabei auf die Sitzbreite und das Material. Sitzflächen aus Stoff sind instabiler als feste. Einige Modelle haben Rückenlehnen, die bei einem instabilen Rumpf ebenfalls mehr Sicherheit bieten. Eine feste Sitzfläche kann zudem für den Transport von Getränken oder eines Tellers genutzt werden.
- Wie schwer ist der ausgewählte Rollator und passt er in den Kofferraum? Das ist relevant, wenn man ihn transportieren oder ins Auto verladen möchte.

Rollstuhl

Die Auswahl eines Rollstuhls ist nicht einfach, denn das Angebot ist sehr groß. Ich empfehle Ihnen eine Beratung durch die betreuenden Fachleute, am besten bereits während der stationären Neurorehabilitation. Zunächst sollte man sich über einige Aspekte Klarheit verschaffen:

- Wie häufig wird der Rollstuhl eingesetzt? Nur für wenige Gelegenheiten, etwa für Termine außer Haus oder den ganzen Tag über?
- Wird der Rollstuhl für den Wohnbereich oder/und für den Außenbereich benötigt? Achten Sie darauf, dass er durch die Türen und in den Lift etc. passt. Überlegen Sie, wie groß die Vorderräder sein sollen, wie wendig der Rollstuhl sein muss, ob er auf unebenen Flächen oder Schotterwegen eingesetzt werden soll.
- Wird der Rollstuhl im Außenbereich von einer Hilfsperson geschoben? Dann achten Sie darauf, dass Begleitbremsen bei den Schiebegriffen vorhanden sind.
- Soll er eine Vollgummi- oder Luftbereifung haben? Modelle mit Luftbereifung rollen etwas leichter, müssen jedoch alle paar Wochen aufgepumpt wer-

den. Die Vollgummibereifung ist etwas schwerfälliger, jedoch beinahe wartungsfrei.
- Benötigen Sie ein Sitzkissen? Bei längerer Sitzdauer oder Gefühlsverlust im Gesäßbereich ist ein passendes Sitzkissen äußerst wichtig (Gefahr von Druckstellen).
- Braucht der Rollstuhl eine Armstütze für die Lagerung eines Arms?
- Hat Ihr Modell ein verstellbares Rückenteil? Für eine bequemere Sitzposition sollte eine Rückenlehne gewählt werden, die verstellt werden kann.
- Benötigen Sie ein Modell mit einem Tisch oder Halbseitentisch? Sie können an einer Armlehne angebracht werden und bieten auch den Vorteil, dass die betroffene Person sicher sitzt und nicht nach vorne kippen kann. Dies kann bei schwer betroffenen Personen hilfreich sein.

Wenn Sie sich für ein Modell entschieden haben, lassen Sie die Sitzbreite und Sitzlänge ausmessen. Die Sitzhöhe kann individuell angepasst werden. Dabei gilt auch zu beachten, ob die Person genügend Kraft in beiden Armen hat, um den Rollstuhl selbst anzutreiben, oder ob sie geschoben werden muss.

Grundsätzlich ist zwischen drei Rollstuhl-Arten zu unterscheiden:

- Standard-Rollstuhl. Er wird am häufigsten verwendet, aber auch hier gibt es viele Modelle für individuelle Bedürfnisse.
- Pflegerollstuhl. Er wird für Personen verwendet, die nur über wenig oder keine Rumpf- oder Kopfkontrolle verfügen. Denn er bietet mehr Unterstützung für den Rumpf, verfügt über eine Kopfstütze und kann nach hinten geneigt werden. Zudem können darin die Beine hochgelagert und die Person so in eine halb liegende, ruhende Position gebracht werden.
- Rollstuhl mit elektrischem Antrieb. Mit Elektrorollstühlen oder Elektroscootern können Betroffene weitere Strecken selbstständig zurücklegen. Wichtig ist, dass sie keine Einschränkungen des Blickfeldes oder der Kognition haben. Bevor Sie ein solches Fortbewegungsmittel anschaffen, besprechen Sie dies mit den betreuenden Fachleuten. Im Zweifelsfall vereinbaren Sie eine Testfahrt. Als Alternative kann an einem Standard- oder Pflegerollstuhl eine elektrische Schiebehilfe angebracht werden. Diese dient den Hilfspersonen als Unterstützung beim Schieben im Außenbereich, denn bereits bei geringen Steigungen kann ein Rollstuhl schwer zu schieben sein. Die Kostenübernahme für Elektrorollstühle durch die Krankenversicherung ist eher selten und muss gut begründet werden.

Alltagshelfer

In Sanitätshäusern vor Ort oder in diversen Online-Shops gibt es zahlreiche Hilfsmittel, die Betroffenen bestimmte Alltagstätigkeiten erleichtern.

Hilfsmittel für den Haushalt Einhänderbrettchen verhindern dank eines erhöhten Randes, dass das Brot davon herunterrutscht. Häufig helfen beim Essen auch Griffverdickungen an Messer, Gabel und Löffel, abgewinkeltes Besteck oder Tellerranderhöhungen. Spezielle Dosen- und Flaschenöffner lassen sich ganz leicht auf Deckel von Schraubgläsern oder Flaschen montieren und ermöglichen das Öffnen mit nur einer Hand.

Anziehhilfen Um das An- und Ausziehen zu vereinfachen, gibt es Knopf- oder Reißverschlusshelfer, Magnetverschlüsse, Schnür- oder Verschlusssysteme für den einhändigen Gebrauch. Schuhe mit dem »Boa«-System sind leicht und schnell angezogen. Dabei fixiert ein großer Knopf durch eine Drehbewegung das Schnürsystem. Sie kennen dieses System vielleicht von Snowboardschuhen. Alternativ können Sie an vorhandenen Schuhen die Schnürung so anpassen, dass diese mit einer Hand bedient werden kann. Dazu nehmen Sie den Schnürsenkel aus dem Schuh, sichern ein Ende mit einem Knoten, fädeln ihn in die unterste Öse und ziehen den Schnürsenkel wieder durch alle Ösen. So wird das untere Ende gesichert, das obere kann dann jeweils beim Anziehen einhändig geknotet werden. Dazu finden Sie online zahlreiche Erklärvideos, wenn Sie als Suchbegriff »einhändig Schuhe binden« eingeben. Des Weiteren können Strumpfanzieher und Schuhlöffel das Anziehen von Strümpfen und Schuhen erleichtern. Dies sind nur einige von zahlreichen Möglichkeiten. Lassen Sie sich bei Unsicherheiten in Ihrem lokalen Sanitätsgeschäft beraten.

Notfallmelder

Insbesondere wenn sturzgefährdete Personen allein leben, besteht das Risiko, dass sie nach einem Sturz stunden- oder sogar tagelang auf Hilfe warten. Für Sie als Angehörige ist diese Unsicherheit beunruhigend, denn Sie können dieses Risiko auch bei regelmäßigen Besuchen oder Anrufen nicht ganz ausschließen. Es gibt verschiedene Produkte auf dem Markt, die eine gewisse Absicherung schaffen, indem sie im Notfall eine Meldung auslösen. Meistens können sie den Bedürfnissen der Personen entsprechend eingestellt werden. Das bedeutet, dass eine Kontaktkette aus Angehörigen und Bekannten definiert werden kann, am Ende jedoch immer ein Notfalldienst steht, der im Ernstfall den Rettungsdienst alarmiert. Die Entwicklung dieser Technologien findet sehr schnell statt, weshalb es sich lohnt, sich vor dem Kauf eines Produktes über den aktuellen Stand zu informieren.

Notfallknopf Dabei handelt es sich um einen kleinen Sender, der als Armband oder Kettenanhänger am Körper oder auch als Schlüsselanhänger getragen werden kann, sodass man ihn bei einem Sturz jederzeit erreicht, sofern die gestürzte Person in der Lage ist, den Knopf selbst zu drücken. Dies stellt zugleich das größte Risiko dar, denn gerade nach einem Sturz oder bei kognitiven Defiziten kann nicht mehr jeder selbst den Alarm auslösen.

Notrufuhr und Mobiltelefon Es gibt viele herkömmliche Uhrenmodelle (Smartwatches) oder spezielle Notrufuhren auf dem Markt, die über ein ähnliches Meldesystem wie der Notfallknopf verfügen und an denen sich direkt ein Notruf auslösen lässt. Sie verfügen im Gegensatz zum klassischen Notfallknopf teilweise zusätzlich über einen Sturzsensor oder ein Meldesystem bei Inaktivität, das einen Notruf auslöst, falls die Person selbst nicht mehr in der Lage dazu ist.

Es lohnt sich zudem, Direktwahlnummern der nahestehenden Kontakte auf dem Mobiltelefon der betroffenen Person zu speichern, damit diese mit einem Knopfdruck einen Anruf tätigen kann.

»SAFE-living« von Sedimentum Seit 2022 gibt es ein neues Notrufsystem im Abo-Modell, das kontaktlos funktioniert und bei dem man kein Gerät bei sich tragen muss. Dabei erkennen Notfallmelder, die in der Wohnung oder im Haus installiert werden, durch eine intelligente Technologie Stürze und lösen die Meldung über eine vorbestimmte Kontaktkette aus. Derzeit ist dieses System jedoch nur in der Schweiz erhältlich.

Wohnraumanpassung

Wenn die betroffene Person an Einschränkungen der Mobilität leidet, sollten Sie die folgende Checkliste durchgehen, um vor der Entlassung aus der Reha notwendige Maßnahmen einzuleiten, damit der oder die Betroffene zu Hause zurechtkommt und sich dort autonom bewegen kann. Sollten Umbaumaßnahmen notwendig sein, trägt die deutsche Pflegekasse bei Vorhandensein einer Pflegebedürftigkeit Kosten in Höhe von bis zu 4000 Euro (Stand 2023). Wichtig ist, dass Sie den »Antrag auf Bezuschussung wohnumfeldverbessernder Maßnahmen« stellen, bevor Sie mit den Umbauarbeiten starten. Bitte beachten Sie, dass je nach Ausführung der Hilfsmittel oder des Umbaus unter Umständen Eigenmittel aufgebracht werden müssen. Die Regelungen in Österreich und in der Schweiz können davon abweichen. Fragen Sie bei der Krankenkasse oder der Pflegeversicherung nach.

Falls die betroffene Person in einem Mietverhältnis lebt, muss der Vermieter vor den Umbauten informiert werden. In bestimmten Fällen kann er den Antrag zu baulichen Maßnahmen ablehnen oder verlangen, dass bei einem späteren Auszug der ursprüngliche Zustand wiederhergestellt wird.

Checkliste zu Wohnraum-anpassungen

Folgende Fragen zum Zugang zur Wohnung sowie zur Einrichtung bestimmter Wohnräume sollen Ihnen helfen festzustellen, ob Sie Anpassungen oder Umbaumaßnahmen vornehmen lassen müssen.

Zugang

- Vom Parkplatz zum Eingang: Sind Steigungen, Hindernisse oder Treppen vorhanden? Kann man eine Rampe anbauen?
- Kann die Tür selbstständig geöffnet und geschlossen werden (inkl. Gartentor)? Wird ein elektronischer Türöffner benötigt? Reicht ein Austausch des Türschlosses oder -griffes?
- Ist der Zugang zu allen Stockwerken gegeben? Falls nein, ist dies notwendig?
- Gibt es einen Handlauf? Auf welcher Seite? Sollte er ergänzt werden?
- Könnte ein Treppenlift installiert werden? Am besten durch eine Fachfirma abklären lassen.
- Wie ist der Zugang auf den Balkon oder die Terrasse? Braucht man einen Haltegriff? Oder einen zweiten Rollator für draußen?

Wohnzimmer

- Sind Stolperfallen vorhanden, wie Teppiche? Können sie entfernt werden?
- Sitzmöglichkeit: Ist das Sofa oder der Sessel hoch genug? Braucht es einen anderen Sessel? Können am Sofa einfache Holzfüße zur Erhöhung der Sitzfläche angebracht werden?
- Benötigt man am Esstisch einen Stuhl mit Armlehnen?
- Ist der Tisch hoch genug, um mit dem Rollstuhl dicht genug heranzufahren?

Küche

- Bei Rollstuhlgängigkeit: Wo kann der Rollstuhl stehen? Sind die wichtigsten Schränke, Kaffeemaschine etc. erreichbar?
- Gelangt die Person an die Spüle und an den Kühlschrank?

- Gibt es genügend Alltagshelfer wie Griffverdickungen, Einhänderschneidebretter etc.?

Im Bedarfsfall kann der Küchenbauer häufig mit einfachen Umbauarbeiten die Erreichbarkeit verbessern.

Schlafzimmer

- Ist das Schlafen im eigenen Bett sicher möglich? Braucht man ein Pflegebett oder einen Einlegerahmen für den vorhandenen Bettrahmen? Wo kann/soll es stehen? (Das Bett soll möglichst so stehen, dass die betroffene Körperseite zur Zimmermitte weist und die nicht betroffene Seite zur Wand.) Pflegebetten können von Sozialstationen, Pflegediensten oder Sanitätshäusern ausgeliehen werden.
- Sind beim Ein- und Aussteigen ins bzw. aus dem Bett zusätzliche Haltegriffe notwendig? Oder reicht eine Erhöhung durch fest montierte Holzklötze unter dem vorhandenen Bett?
- Braucht man ein Rutschbrett für den Transfer in den Rollstuhl? Falls der Transfer nicht möglich ist, wird ein »Patientenlifter« benötigt?
- Auf welcher Seite schläft die Person normalerweise? Sollte das angepasst werden?
- Brauchen Sie pflegerische Unterstützung?
- Ist der Toilettengang nachts sicher möglich oder wird ein Toilettenstuhl benötigt?

Badezimmer

- Wo soll die Körperpflege stattfinden, am Waschbecken, in der Dusche oder in der Badewanne?
- Wird ein Hocker benötigt? Mit oder ohne Armlehnen? Fest an der Wand montiert und abklappbar oder mobil?
- Werden Haltegriffe benötigt? Sind die Wände stabil genug dafür?
- Wird ein Badewannenbrett oder ein Badewannenlifter benötigt?
- Ist die Dusche ebenerdig/befahrbar? Ist der Boden rutschfest?
- Brauchen Sie eine Sitzerhöhung für die Toilette?
- Kann sich die Person selbstständig reinigen? Könnte sie es mithilfe eines Dusch-WCs?
- Ist das Toilettenpapier erreichbar?
- Kann der Wasserhahn am Waschbecken selbstständig bedient werden? Oder muss eine Einhebelmischbatterie montiert werden?

Sollten beim Durchgehen der Checkliste Fragen oder Unklarheiten auftreten, wenden Sie sich an die betreuenden Fachleute und beantragen Sie die entsprechenden Maßnahmen oder Hilfsmittel. Im Anhang dieses Ratgebers finden Sie Kontaktadressen für weitere Beratungen in Bezug auf barrierefreies Wohnen.

Autofahren nach Schlaganfall

Grundsätzlich hat jede Person, die ein Fahrzeug lenkt, die Vorsorgepflicht, die Sicherheit im Straßenverkehr zu gewährleisten. Dazu gehört es, nach einem Schlaganfall die Fahrtauglichkeit selbstständig einzuschätzen. Da die Eigeneinschätzung jedoch oft schwierig ist und sich Betroffene häufig überschätzen, empfehle ich den Angehörigen, mit den Betroffenen über die Fahrtauglichkeit zu sprechen.

Häufig wird im Rahmen einer Rehabilitation bereits eine Abklärung vorgenommen und eine Empfehlung zur Fahrtauglichkeit erstellt. Auch wenn keine motorischen Defizite mehr bestehen, kann eine reduzierte Konzentration oder Aufmerksamkeit die Sicherheit im Straßenverkehr bedeutend beeinflussen. Auch aus rechtlichen Gründen ist es sinnvoll, bei der zuständigen Behörde die Fahrtauglichkeit bestätigen zu lassen.

Medizinisch-psychologisches Gutachten

Eine verkehrsmedizinische Untersuchung umfasst ein ausführliches Gespräch über den Gesundheitszustand, eine körperliche Untersuchung und eine Blutentnahme. Häufig wird zusätzlich auch eine medizinisch-psychologische Untersuchung verlangt. Hier kommt nebst der Erfassung spezifischer verkehrsbezogener Leistungen der Untersuchung von Aufmerksamkeitsfunktionen eine besondere Bedeutung zu. Der Test wird an einem Computer durchgeführt und meist von einer Neuropsychologin oder einem Neuropsychologen geleitet und analysiert. Getestet werden die für das Lenken eines Fahrzeugs benötigten Fähigkeiten, zum Beispiel die Wahrnehmung mit den Augen, Aufmerksamkeit, Konzentrationsfähigkeit, Reaktionsverhalten, Augen-Hand-Koordination sowie die körperliche und psychische Belastbarkeit. Manchmal ist eine zusätzliche Fahrprobe mit einem Fahrexperten im öffentlichen Straßenverkehr erforderlich.

Falls die Fahreignung gegeben ist, kann bei einer körperlichen Beeinträchtigung (wie z. B. einer Halbseitenlähmung) das Fahrzeug an die Bedürfnisse angepasst werden. Die notwendigen Anpassungen werden durch ein Gutachten evaluiert. Weiterführende Informationen und Kontaktadressen stellen der ADAC (Deutschland), der ÖAMTC (Österreich) und fahrsicherheitscheck.ch (Schweiz) zur Verfügung.

Mobilität im öffentlichen Raum

Mobil zu sein bedeutet nicht nur die Teilhabe am gesellschaftlichen Leben, sondern auch eine mögliche Integration in ein berufliches sowie soziales Umfeld. Neben dem Zurücklegen von Distanzen stellt die Mobilität zudem ein intrinsisches Bedürfnis eines jeden Menschen dar und bedeutet eine gewisse Autonomie. Mit körperlichen Einschränkungen unterwegs zu sein, birgt aber auch neue Schwierigkeiten und ist oft mit Stress verbunden. Im Folgenden erhalten Sie einige praktische Informationen, damit die Betroffenen allein oder mit Ihnen zusammen entspannter unterwegs sein und das Leben genießen können.

Parkausweis

Liegt eine schwerwiegende Beeinträchtigung vor, kann entweder ein blauer EU-Parkausweis oder ein orangefarbener Parkausweis beantragt werden.

Der orangefarbene Parkausweis kann deutschlandweit verwendet werden und gewährt bestimmte Parkerleichterungen, gilt jedoch nicht als Parkerlaubnis für einen Behindertenparkplatz. Der blaue EU-Parkausweis hingegen gilt europaweit und berechtigt neben bestimmten Parkerleichterungen auch zum Parken auf Behindertenparkplätzen. Der Antrag dafür kann beim zuständigen Straßenverkehrsamt gestellt werden, der Ausweis wird für jeweils fünf Jahre ausgestellt. Nach Ablauf dieser Zeit muss man ihn erneut beantragen. Er ist weder fahrzeuggebunden noch bedingt er, dass die Antragstellerin oder der Antragsteller das Fahrzeug selbst lenkt.

Öffentlicher Verkehr

Eine Unterstützung bei der Planung einer Reise im öffentlichen Verkehr, der Buchung von Tickets oder bei der Reservierung von Sitz- oder Rollstuhlplätzen bieten die Deutsche Bahn (Deutschland), die ÖBB (Österreich) oder die SBB (Schweiz). Sie müssen sich zudem vor Beginn einer Reise anmelden, falls Sie Hilfe beim Ein-, Aus- oder Umsteigen benötigen.

Euro-WC-Schlüssel

Zahlreiche öffentliche, behindertengerechte Toiletten in Städten sowie auf Autobahn-Raststätten im deutschsprachigen Raum und einigen weiteren europäischen Ländern bieten einen Zugang für Personen mit bestimmten körperlichen Beeinträchtigungen an. Sofern die Voraussetzungen erfüllt sind, kann man einen sogenannten Euro-WC-Schlüssel gegen Entgelt beim Bundesverband Selbsthilfe Körperbehinderter e. V. (BSK) oder dem Club Behinderter und ihrer Freunde e. V. (CBF) in Darmstadt erhalten. Etwa 9 000 Einrichtungen in ganz Deutschland und teilweise im Ausland sind im Buch »Der Locus« aufgelistet, man kann es ebenfalls beim CBF e. V. beziehen. Einen solchen Universalschlüssel erhalten Sie in der Schweiz über die Pro Infirmis oder beim österreichischen Behindertenrat. Die Kontaktdaten finden Sie im Empfehlungskasten (Abschnitt »Nützliche Adressen«, Seite 126).

Rolle der Angehörigen

Auch für Angehörige ist es belastend, wenn jemand nach einem Schlaganfall beeinträchtigt ist. Tipps zur Stressbewältigung helfen, mit der Situation umzugehen.

Hohe Beanspruchung, schwierige Lebensereignisse oder Dauerbelastungen bedeuten für Angehörige eine große Herausforderung. Dabei ist es wichtig, Grenzen zu ziehen und auch mal Nein zu sagen. Sie sind nicht schuld an der Situation der oder des Betroffenen und haben das Anrecht, sich abzugrenzen. Teilen Sie sich zudem Ihre Zeit gut ein, indem Sie nicht nur Termine oder Therapiezeiten einplanen, sondern auch Zeiten für sich persönlich. Des Weiteren lege ich Ihnen ans Herz, Hilfe anzunehmen. Sei dies von Verwandten, Freundinnen und Freunden, Bekannten oder auch durch entlastende Dienste, wie beispielsweise durch einen ambulanten Pflegedienst oder eine Haushaltshilfe. Und letztlich ist es wichtig, sich regelmäßig Auszeiten zu nehmen, sei es für einen Kaffee oder ein Bier mit einer Freundin oder einem Freund, für einen Spaziergang oder auch mal für einen Tagesausflug oder einen Urlaub. Organisieren Sie frühzeitig die notwendige Unterstützung.

Unterstützung zulassen

Als nahestehende Person werden Sie vermutlich einige leichte bis stärkere Veränderungen im Verhalten, im Denken oder in den emotionalen Reaktionen der oder des Betroffenen beobachten. Oft bemerken die Erkrankten dies selbst nicht, weil das Störungsbewusstsein dafür fehlt. Daher sehen sie häufig keinen Grund, etwas daran zu ändern. Wichtig dabei ist es, sich klarzumachen, dass dies meist auf den Schlaganfall zurückzuführen ist und die Betroffenen ihr Verhalten nicht bewusst verändert haben. Einer Persönlichkeitsveränderung liegt eine körperliche Erkrankung zugrunde. Das kann Ihnen helfen, gewisse aggressive Ausbrüche, eine Sturheit oder ein kindliches Verhalten besser zu verstehen. Es ist durchaus möglich, dass sich diese Veränderungen wieder zu einem gewissen Grad normalisieren.

Suchen Sie das Gespräch mit dem oder der Betroffenen. Schildern Sie, wie es Ihnen dabei geht, und suchen Sie gemeinsam nach Veränderungsmöglichkeiten. Vermeiden Sie auf jeden Fall, sich gegenseitig Vorwürfe zu machen, sondern nutzen Sie die Gelegenheit, gemeinsam über die verlorene Beziehung zu trauern. Schauen Sie gemeinsam der neuen Zukunft entgegen. Was brauchen Sie beide, um dies zu ermöglichen?

Eine einfache, wertvolle Möglichkeit besteht im gemeinsamen Ausführen einer körperlichen Aktivität wie eines Spaziergangs oder eines Ausflugs.

Für Sie als betreuende Angehörige ist es wichtig, dass Sie Ihre Rolle als Partner bzw. Partnerin, als Mutter, Vater, Tochter, Sohn oder als Freund bzw. Freundin wahrnehmen können und nicht zur Vollzeit-Pflegeperson oder zur Therapeutin bzw. zum Therapeuten werden. Überlegen Sie, sich professionelle Hilfe zu holen, damit diese Abgrenzung gelingen kann. Ob und in welchem Umfang eine solche Unterstützung von der Kranken- und Pflegekasse finanziert wird, hängt vom Pflegegrad, also vom Maß der Beeinträchtigung nach dem Schlaganfall, ab. Sie können auch eine Tagesbetreuung oder eine 24-Stunden-Pflege beantragen.

Wenn es zu viel wird

Wenn Sie trotz aller unterstützenden Maßnahmen die Betreuung nicht mehr gewährleisten können oder wenn sich die betroffene Person selbst gefährdet, etwa bei einer zusätzlichen Demenz, sollten Sie eine Unterbringung in einer Pflegeeinrichtung in Betracht ziehen. Dies ist ein schwieriges und häufig sehr emotionales Thema und ich rate Ihnen, sich frühzeitig zu überlegen, unter welchen Bedingungen Sie bereit und in der Lage sind, eine Pflege zu Hause zu gewährleisten, und wann es nicht mehr geht. Im besten Fall findet eine Beratung und Organisation für die Unterstützung bereits während der Rehabilitation statt. Als Zwischenlösung könnten Sie eine Kurzzeitpflege in Betracht ziehen, wo Sie die Patientin oder den Patienten für eine gewisse Zeit unterbringen und betreuen lassen können. Sie können die Zeit nutzen, um Ihre Batterien wieder aufzuladen, einen Wohnungswechsel zu organisieren oder auch um auszuprobieren, ob eine Unterbringung in einer Pflegeeinrichtung längerfristig die optimale Lösung darstellen könnte. Aufgrund der häufig langen Wartezeiten empfehle ich eine frühzeitige Anmeldung.

Strategien zur Stressbewältigung für Angehörige

Denken Sie als Angehörige in belastenden Situationen auch an sich selbst! Nehmen Sie sich Auszeiten und kümmern Sie sich um Ihre eigene mentale und körperliche Gesundheit.

Auch Unterstützung in Form eines Coachings oder einer Psychotherapie könnte vielleicht infrage kommen. Eventuell ist auch eine Selbsthilfegruppe für Angehörige die richtige Wahl für Sie. Scheuen Sie sich nicht, Hilfe von Dritten (etwa einer Freundin oder eines Nachbarn) anzunehmen. Oder umgekehrt, wenn Sie selbst als nahe oder auch entferntere befreundete Person diesen Ratgeber lesen, scheuen Sie sich nicht, anderen Ihre Hilfe anzubieten oder ab und zu eine Zeile zu schreiben. Auch wenn Sie keine Antwort erhalten, wird es geschätzt!

Energiemanagement

Ein über einen längeren Zeitraum andauernder Zustand erhöhten Drucks durch die Betreuung einer hilfsbedürftigen Person wird Ihr eigenes Energieniveau beeinflussen. Dabei besteht die Gefahr, dass Sie sich sozial zurückziehen, was die emotionale Belastung und dadurch die Erschöpfung weiter verstärkt. Folgende Methoden und Strategien können Ihnen helfen, Ihr Leben weiterhin mit voller Energie zu meistern:

Alternative Heilmethoden

Akupunktur, Cranio-Sacral-Therapie oder Homöopathie können sich positiv auf eine Ermüdung auswirken. Die Wirkung konnte bisher wissenschaftlich zwar nicht nachgewiesen werden, aber es lohnt sich, unterschiedliche Methoden auszuprobieren, um herauszufinden, was Ihnen guttut.

Körperliches Training

In diversen Studien konnte die positive Wirkung von Ausdauertraining auf einen Erschöpfungszustand nachgewiesen werden. Wichtig dabei ist es, dass Sie Ihre persönliche Belastungsgrenze nicht überschreiten. Achten Sie darauf, dass während des Trainings eine lockere Unterhaltung möglich ist und dass Ihr Puls nicht über 150 Schläge pro Minute steigt. Manchmal reicht es schon aus, regelmäßig spazieren zu gehen oder eine entspannte Fahrradtour zu unternehmen. Auch Schwimmen eignet sich als effizientes, lockeres Ausdauertraining.

Am besten bauen Sie sanfte Muskelkraft- und Dehnungsübungen in das Trainingsprogramm ein. Auch hier gilt es, nicht an die Belastungsgrenze zu gehen, sondern eine leichte Trainingsintensität einzuhalten.

Ruhepausen und ausreichend Schlaf

Achten Sie darauf, dass Sie regelmäßig Ruhepausen einlegen. Suchen Sie sich einen Zeitpunkt aus, der sich gut in Ihre Alltagsroutine einbauen lässt. Gönnen Sie sich ausreichend Schlaf. In diesen Phasen der Ruhe können sich Körper und Geist am besten erholen und Energie tanken. Wenn Sie oder die betroffene Person unter schlechtem Schlaf leiden, empfehle ich Ihnen, ein Schlafprotokoll zu führen und darin neben der Schlafqualität diverse Einflussfaktoren vor dem Bettgang zu erfassen, wie die emotionale oder körperliche Verfassung.

Ein Power-Nap tagsüber von 15–20 Minuten reicht oft aus, um sich zu erholen und frische Energie zu tanken. Wenn Sie länger schlafen, besteht das Risiko, dass Sie in einen Tiefschlaf geraten, was Sie wiederum müde machen kann. Vermeiden Sie es, sich nach 16 Uhr hinzulegen, und achten Sie auf eine ruhige, entspannende Umgebung.

Yoga und andere Entspannungsmöglichkeiten

Yoga hat nachweislich viele positive Effekte auf die körperliche und mentale Gesundheit. Damit können verschiedene körperliche und mentale Leiden wie Durchblutungsstörungen, Schlafstörungen, Angst, Depression, Kopf-, Nacken- und Rückenschmerzen positiv beeinflusst werden. Yoga stärkt das Herz, regt die Blutzirkulation an und erhöht die Konzentrationsfähigkeit. Yoga kann helfen, die Dinge klarer zu sehen und Energie zu tanken. Es kann zudem eine beruhigende, ausgleichende Wirkung haben und Folgeerscheinungen von Stress ausgleichen, durch regelmäßiges Üben aber auch präventiv gegen Stress wirken.

Wenn Sie Lust haben, Yoga auszuprobieren, suchen Sie sich ein Studio in Ihrer Nähe oder versuchen Sie es in den eigenen vier Wänden mit einem der zahlreichen Online-Angebote.

Bewusstes Abschalten vom Alltag. Yoga kann auch bedeuten, dass Sie sich bewusst Zeit für sich selbst nehmen und die Sorgen des Alltags ausblenden. Viele Menschen leben die mentale Seite von Yoga meist unbewusst, beispielsweise beim Arbeiten im Garten, beim Musizieren oder beim Basteln. Sollten Sie bereits Aktivitäten oder Hobbys nachgehen, die Sie die Zeit vergessen lassen und Ihnen ein Lächeln auf die Lippen zaubert, dann praktizieren Sie schon Yoga!

Danksagung

Ohne die tatkräftige und moralische Unterstützung von vielen lieben Menschen um mich herum würden Sie diesen Ratgeber heute nicht in Händen halten. Zunächst richtet sich mein Dank an das Team des TRIAS Verlags, das mir und meinem Fachwissen vollstes Vertrauen geschenkt hat.

Ich möchte Heidi Humbel, Mado Keller, Julia Nigg, Beatrice Wapp, Serena Wehsling und Anke Wolfermann von ganzem Herzen danken, dass sie in unterschiedlichen Phasen der Entwicklung meines Herzensprojektes ihre wertvolle Zeit für das Korrigieren aufgewendet haben und dass sie mich immer wieder daran erinnert haben, nicht zu sehr in die Fachsprache abzuschweifen.

Ein ganz spezieller Dank gebührt zudem Prof. Dr. med. Stephan Bohlhalter und Prof. Dr. phil. Tim Vanbellingen für ihre kritischen Fragen, die aktive Unterstützung und ihren Glauben an mich und meine Arbeit.

Des Weiteren möchte ich allen Betroffenen danken, denen ich im Laufe meiner Karriere begegnet bin und die mir wertvolle Lehrmeister waren. Sie haben mein Verständnis und meine Sicht auf ein Leben mit Schlaganfall verstärkt und die Wichtigkeit für diesen Ratgeber aufgezeigt.

Auch meiner Mutter, meinen Freunden und Freundinnen und meinem Team möchte ich für die stets aufmunternden Worte ein herzliches Danke sagen. Und schließlich möchte ich meinem Mann Gareth für seine endlose Unterstützung, die reflektierten Diskussionen und seine aufbauenden Worte danken. Ohne ihn hätte ich es niemals geschafft.

Service

Quellenangaben

1 www.rki.de/DE/Content/GesundAZ/S/Schlaganfall/Schlaganfall_inhalt.html (aufgerufen am 08.11.2023)

2 World Health Organization (WHO)

3 Thomas Platz: IOT Impairment-Oriented Training®, www.iotraining.eu (aufgerufen am 08.11.2023)

4 Nationale VersorgungsLeitlinie Unipolare Depression (NLV) (2022), www.leitlinien.de/themen/depression (aufgerufen am 08.11.2023)

Literaturverzeichnis

Anjos J. M., Neto M. G., Dos Santos F. S. et al. (2022): The impact of high-intensity interval training on functioning and health-related quality of life in post-stroke patients. A systematic review with meta-analysis. In: Clinical Rehabilitation, Vol. 36, Nr. 6, 726–739

Bartolome, G, Schröter-Morasch, H. (Hg., 2022). Schluckstörung – Diagnostik und Rehabilitation. 7. Aufl., München, Urban & Fischer

Breitenstein C., Kramer K., Meinzer M. et al. (2009): Intensives Sprachtraining bei Aphasie. Einfluss kognitiver Faktoren. In: Der Nervenarzt, Vol. 80, 149–150

Bundesarbeitsgemeinschaft für Rehabilitation e. V. (BAR) (2022): Rehabilitation und Teilhabe. Ein Wegweiser. Frankfurt am Main, Bundesarbeitsgemeinschaft für Rehabilitation e. V.

Busch, M. A., Kuhnert, R. (2017): 12-Monats-Prävalenz von Schlaganfall oder chronischen Beschwerden infolge eines Schlaganfalls in Deutschland. In: Journal of Health Monitoring Vol. 2, 70–76

Carr, J. H., Shepherd, R. B. (2010): Neurological rehabilitation. Optimizing motor performance. 2. Aufl. Edinburgh, Churchill Livingstone

Connor L. T., Obler, L. K., Tocco M. et al. (2001): Effect of socioeconomic status on aphasia severity and recovery. In: Brain, Vol. 78, 254–257

Corbetta, D., Sirtori, V., Moja, L. et al. (2010): Constrained-induced movement therapy in stroke patients. Systematic review and meta-analysis. In: European Journal of Physical Rehabilitation Medicine, Vol. 46(4), 537–544

Deutsche Gesellschaft für Neurologie: Leitlinien, www.dgn.org/leitlinien (letzter Zugriff 09.11.2023)

Dohle, Ch., Tholen, R., Wittenberg, H. et al. (2015): S2e-Leitlinie Rehabilitation der Mobilität nach Schlaganfall (ReMoS). In: Neurologie & Rehabilitation, Vol. 21(7), 355–487

Hill, D., Coats, R. O., Halstead, A., Burke, M. R. (2015): A systematic research review assessing the effectiveness of pursuit interventions in spatial neglect following stroke. In: Translational Stroke Research, Vol. 6(6), 410–420

Karnath, H. O., Zihl, J., Benke, T. et al. (2020): Kurzfassung der S1-Leitlinie »Rehabilitation bei Störungen der Raumkognition« (AWMF-030/126). In: Zeitschrift für Neuropsychologie, Vol. 31(3), 129–134. econtent.hogrefe.com/toc/znp/31/3 (letzter Zugriff 09.11.2023)

Karnath, H. O., Broetz, D. (2003): Understanding and treating »pusher syndrome«. In: Physical Therapy, Vol. 83(12), 1119–1125

Kerkhoff, G., Keller, I., Artinger, F. et al. (2012): Recovery from auditory and visual neglect after optokinetic stimulation with pursuit eye movements – transient modulation and enduring treatment effects. In: Neuropsychologia, Vol. 50, 1164–1177

Khalsa, S. B. (2004): Treatment of chronic insomnia with yoga. a preliminary study with sleep-wake diaries. In: Applied psychophysiology and biofeedback, Vol. 29(4), 269–278

Kim, Y. M., Chun, M. H., Yun, G. J. et al. (2011): The effect of virtual reality training on unilateral spatial neglect in stroke patients. In: Annals of Rehabilitation Medicine, Vol. 35, 309–315

Kwakkel, G., Veerbeek, J. M., van Wegen, E. E. et al. (2015): Constraint-induced movement therapy after stroke. In: The Lancet Neurology, Vol. 14(2), 224–234

Kwakkel, G., Kollen, B. J., van der Grond, J. et al. (2003): Probability of regaining dexterity in the flaccid upper limb: impact of severity of paresis and time since onset in acute stroke. In: Stroke, 34(9), 2181–2186

Lambon, R., Snell, C., Fillingham, J. K. et al. (2010): Predicting the outcome of anomia therapy for people with aphasia post cva. Both language and cognitive status are key predictors. In: Neuropsychological Rehabilitation, Vol. 20, 289–305

Lazar, R. M., Minzer, B., Antoniello, D. et al. (2010): Improvement in aphasia scores after stroke is well predicted by initial severity. In: Stroke, Vol. 41(7) 1485–1488

Levine, B., Schweizer, T., O'Conner, C. et al. (2011): Rehabilitation of executive functioning in patients with frontal lobe brain damage with goal management training. In: Frontiers in Human Neuroscience, Vol. 5(9)

Li, C., Zhao, M., Sun, T. et al. (2022): Treatment effect of exercise training on post-stroke depression in middle-aged and older adults. A meta-analysis. In: International Journal of Geriatric Psychiatry, Vol. 37(9)

Mehrholz J., Ada L., Dean C., Dettmers C., Dohle C. (2011): Neuroreha nach Schlaganfall. Stuttgart, Thieme

Mehrholz, J., Pohl, M., Platz, T. et al. (2018): Electromechanical and robot-assisted arm training for improving activities of daily living, arm function, and arm muscle strength after stroke. In: Cochrane Database Systematic Review (9)

Neumann, S., Quinting, J., Rosenkranz, A. et al. (2019): Quality of life in adults with neurogenic speech-language communication difficulties. A systematic review of existing measures. In: Journal of Communication Disorders, Vol. 79, 24–45

Nijland, R., Kwakkel, G., Bakers, J. et al. (2011): Constraint-induced movement therapy for the upper paretic limb in acute or sub-acute stroke. A systematic review. In: International Journal of Stroke, Vol. 6(5), 425–433

Nolan J., Godecke, E., Singer, B. (2022): The association between contraversive lateropulsion and outcomes post stroke. A systematic review. In: Topics in Stroke Rehabilitation, Vol. 29(2), 92–102

Pechtold, K., Jankowski, P. (2000): Handeln lernen. Neuropsychologische Therapie bei dysexekutivem Syndrom. München, Urban und Fischer

Platz, T. (2006): Impaired-oriented-training. Schädigungs-orientiertes-Training. Theorie und deutschsprachige Manuale für Therapie und Assessment. Baden-Baden, Deutscher Wissenschafts-Verlag

Pollock, A., Farmer, S. E., Brady, M., C. et al. (2014): Interventions for improving upper limb function after stroke. In: Cochrane Database of Systematic Reviews (11)

Ramachandran, V. S., Rogers-Ramachandran, D., Cobb, S. (1995): Touching the phantom limb. In: Nature, Vol. 377(6549), 489–490

Robert Koch-Institut (Hg., 2015): Gesundheit in Deutschland. Gesundheitsberichterstattung des Bundes. Gemeinsam getragen von RKI und Destatis. Berlin, RKI

Shumway-Cook, A., Woollacott, M. H. (2022): Motor control: translating research into clinical practice. 6. Aufl., Philadelphia, Wolters Kluwer

Stahmeyer, J. T., Stubenrauch S., Geyer S. et al. (2019): The frequency and timing of recurrent stroke. In: Deutsches Aerzteblatt Online, www.aerzteblatt.de/int/archive/article/210365 (letzter Zugriff 09.11.2023)

Taub, E., Crago, J. E., Uswatte, G. (1998): Constraint-induced movement therapy. A new approach to treatment in physical rehabilitation. In: Rehabilitation Psychology, Vol. 43, 152–170

Taub, E., Uswatte, G., Mark, V. et al. (2006): The learned nonuse phenomenon: implications for rehabilitation. In: Europa Medicophysica, Vol. 42(3), 241–56

Vanbellingen, T., Bohlhalter, S. (2011): Apraxia in neurorehabilitation: classification, assessment and treatment. In: Neurorehabilitation, Vol. 28, 91–98

Vanbellingen, T. (2012): Formen und Behandlung der Apraxie. In: Neuroreha, Vol. 1, 10–15

van de Port, I. G., Kwakkel, G., van Wijk, I. et al. (2006): Susceptibility to deterioration of mobility long-term after stroke: a prospective cohort study. In: Stroke, Vol. 37(1); 167–171

Veerbeek, J. M., van Wegen, E., van Peppen, R. et al. (2014): What is the evidence for physical therapy poststroke? A systematic review and meta-analysis. In: PLoS One, Vol. 9(2)

Veerbeek, J. M., van Wegen, E. E., Harmeling-Van der Wel, B. C. et al. (2011): Is accurate prediction of gait in nonambulatory stroke patients possible within 72 hours poststroke? The EPOS study. In: Neurorehabilitation and Neural Repair, Vol. 25(3), 268–74

World Health Organization: Health topics, www.who.int/europe/health-topics/cardiovascular-diseases (letzter Zugriff 09.11.2023)

Wulf, G., Chiviacowsky, S., Drews, R. (2015): External focus and autonomy support. Two important factors in motor learning have additive benefits. In: Human Movement Science, Vol. 40, 176–184

Stichwortverzeichnis

Übungsverzeichnis

Empfehlungen von Cornelia Cox

Nützliche Adressen

Deutschland

Schlaganfallbegleitung
Hochstr. 7a
D-13357 Berlin
T +49 30 1388-4656
schlaganfallbegleitung.de

Stiftung Deutsche Schlaganfall-Hilfe: Hier erhalten Sie Auskunft über Selbsthilfegruppen und ehrenamtliche Schlaganfall-Helfer und -Helferinnen, die Betroffene und Angehörige im Alltag unterstützen, z. B. bei der Koordination von Terminen, bei administrativen Aufgaben, beim Einkaufen oder beim Üben.
Schulstr. 22
D-33311 Gütersloh
T +49 5241 9770-0
www.schlaganfall-hilfe.de/helfer

Pflegekassen:
Gesetzliche Verpflichtung zur persönlichen Pflegeberatung:
www.pflegeberatung.de (Initiative Gesetzlicher Krankenversicherungen), T +49 800 10-18800
www.compass-pflegeberatung.de (Initiative Privater Krankenversicherungen), T +49 800 10-18800

Beauftragter der Bundesregierung für die Belange von Menschen mit Behinderungen
Mauerstraße 53
D-10117 Berlin
T +49 30 221 91 10 06
(Themenbereich »Infos für Menschen mit Behinderungen«)

Die Bundesarbeitsgemeinschaft der Senioren-Organisationen (BAGSO) berät unter anderem zu Themen wie »Pflege zu Hause« und »Pflege im Heim«.
Noegerathstr. 49
D-53111 Bonn
T +49 228 249993-0
www.bagso.de

Bundesverband Selbsthilfe Körperbehinderter (BSK) e. V.
Altkrautheimerstr. 20
D-74238 Krautheim
T +49 6294 428 10
info@bsk-ev.org
www.bsk-ev.org

Club Behinderter und ihrer Freunde (CBF) Darmstadt e. V.
Pallaswiesenstr. 123a
D-64293 Darmstadt
T +49 6151 81220
www.cbf-da.de/kontakt

einfach teilhaben: Webportal für Menschen mit Behinderungen, ihre Angehörigen, Verwaltungen und Unternehmen (herausgegeben vom Bundesministerium für Arbeit und Soziales)
T +49 30 221 91 10 06
www.einfach-teilhaben.de

Selbsthilfeverband der Aphasiker:
Bundesverband für die Rehabilitation der Aphasiker e. V.
Klosterstr. 14
D-97084 Würzburg
info@aphasiker.de
www.aphasiker.de

Seelsorge Deutschland: Kontaktstelle bei Krisensituationen
Krisentelefone: 0800 11 10 111 oder 0800 11 10 222 (rund um die Uhr)
www.telefonseelsorge.de
telefonseelsorge@diakonie.de
Kinder- und Jugendtelefon: 0800 11 10 333

Österreich

Aphasie Club (Selbsthilfegruppe für Personen mit Aphasie)
Obere Augartenstr. 26–28
AT-1020 Wien
T +43 676 6590687
invo@aphasie-club.com
www.aphasie-club.at oder www.aphasie-club.com

Caritas Österreich (diverse Angebote und Informationen für Menschen mit Behinderung, Informationen über die Pflege zu Hause und Beratung für Angehörige)
www.caritas.at

Leben mit Schlaganfall (Informationen zu Schlaganfall, Rehabilitation, Anlaufstellen, Selbsthilfegruppen)
www.leben-mit-schlaganfall.at

Seelsorge Österreich: Notfallnummer in Krisensituationen
Krisentelefon: 142
www.telefonseelsorge.at

Schweiz

aphasie suisse (Informationen bei Aphasie)
Spitalstr. 4
CH-6004 Luzern
www.aphasie.org

Dysphagie Schweiz (Informationen bei Schluckstörungen)
www.dysphagie.ch

Fragile Suiss (Für Menschen mit Hirnverletzung und Angehörige: Informationen, Helpline, Austausch, Fachliteratur)
T +41 800 256 256
www.fragile.ch

SAFE-living von Sedimentum (Intelligente, kontaktlose Melder für zuhause zur Sturzerkennung (Abo-Modell))
Sedimentum AG
Dorfplatz 6
CH-6330 Cham
www.sedimentum.com

SAHB (unabhängige Beratungs- und Dienstleistungsstelle für die Hilfsmittelversorgung)
www.sahb.ch

Seelsorge Schweiz (online und anonyme Beratung in Krisensituationen)
www.seelsorge.net

Webportal zu Selbsthilfegruppen diverser Themen:
www.selbsthilfeschweiz.ch

Barrierefreies Wohnen und Reisen

Parkingcard Europa: Infos zu barrierefreiem Parken und eine kostenlose Broschüre »Parkausweis für Personen mit Behinderungen in der Europäischen Union – Bedingungen in den Mitgliedstaaten«
europa.eu/youreurope/citizens/travel/transport-disability/parking-card-disabilities-people/index_de.htm

Praktische Online-Karte, von Sozialhelden e. V. ins Leben gerufen. Die Karte kann als App heruntergeladen werden und zeigt die Rollstuhltauglichkeit öffentlich zugänglicher Plätze über ein Ampelsystem an.
wheelmap.org

Deutschland

ADAC: Informationen rund um die Mobilität im Straßenverkehr bei Behinderung
www.adac.de/rund-ums-fahrzeug/mobil-behinderung

Deutsche Bahn (Informationen zu barrierefreiem Reisen)
www.bahn.de/service/individuelle-reise/barrierefrei
T +49 30 65 21 28 88
msz@deutschebahn.com

Bundesarbeitsgemeinschaft (BAG) Wohnungsanpassung e. V. (Zusammenschluss von Wohnberatenden und Wohnberatungsstellen, die unabhängige Wohnraumberatungen in Bezug zum Abbauen von Barrieren mit dem Ziel anbieten, das Wohnen zu Hause so lange wie möglich zu ermöglichen)
Mühlenstr. 48
D-13187 Berlin
T +49 30 47474700
info@wohnungsanpassung-bag.de
www.wohnungsanpassung-bag.de

Barrierefrei Leben e. V.
Verein für Hilfsmittelberatung, Wohnraumanpassung und barrierefreie Bauberatung
Alsterdorfer Markt 7
D-22297 Hamburg
T +49 40 299956-0
vorstand@barrierefrei-leben.de
www.online-wohn-beratung.de

Nullbarriere. Barrierefrei planen, bauen, wohnen (umfangreiches Portal zu barrierefreiem Wohnen mit technischen Lösungen, Gesetzestexten und Foren)
HyperJoint GmbH
Rigaer Str. 89
D-10247 Berlin
T +49 30 5269625-0
info@hyperjoint.com
www.nullbarriere.de

Österreich

Österreich Werbung (Informationen zu barrierefreiem Reisen, auch Unterkünfte)
www.austria.info/de/service-und-fakten/barrierefreies-reisen

Österreichische Bundesbahnen (ÖBB) Informationen zu barrierefreiem Reisen
www.oebb.at/de/reiseplanung-services/barrierefrei-reisen

Informationen des Bundesministeriums für Finanzen zu barrierefreiem Bauen und Wohnungsumbauten
www.oesterreich.gv.at/themen/bauen_wohnen_und_umwelt/bauen

Sozialministerium Österreich (Informationen für Menschen mit Behinderung zu den Themen Behindertenpass und Parkausweis, Arbeit und Ausbildung, Barrierefreiheit und Gleichstellung)
www.sozialministeriumservice.at

Schweiz

Schweizerische Bundesbahnen SBB (Informationen zum Reisen mit Handicap)
www.sbb.ch/de/fahrplan/reisehinweise/reisende-mit-handicap.html

Schweizmobil (hindernisfreie Wanderwege)
www.schweizmobil.ch/de/wanderland/hindernisfreie-wege

Förderverein Barrierefreie Schweiz (FVBS) (Initiative OK:GO: Informationen zur Zugänglichkeit von Angeboten im Schweizer Tourismus)
c/o Schweizer Tourismus-Verband
Finkenhubelweg 11
CH-3012 Bern
www.ok-go.org

Inclusion Handcap. Dachverband der Behindertenorganisationen Schweiz (Einsatz für die Inklusion und den Schutz der Rechte und Würde aller Menschen mit Behinderungen, inkl. Rechtsberatung)
Postfach
CH-3000 Bern 14
T +41 313700830
info@inclusion-handcap.ch
www.inclusion-handicap.ch

Procap (Informationen zu verschiedenen Themen, z. B. zu barrierefreiem Wohnen, Rechtsberatung, Entlastungsangeboten)
Frohburgstr. 4
CH-4601 Olten
T +41 62 2068888
zentralsekretariat@procap.ch
www.procap.ch

Apps für Übungen bei Aphasie (Android und iOS):

www.neolexon.de

www.speechcare.de

www.funeasylearn.com

www.lingo-lab.de

Lumosity: App mit »Gedankenspielen« zum Training des Gedächtnisses und der kognitiven Flexibilität
www.lumosity.com

VisioCoach homonyme Hemianopsie: Programm zum Augentraining bei Gesichtsfeldausfällen
www.visus.de/software/fuer-gesichtsfeld-sehtraining

Optokin: Computerprogramm zur Behandlung eines Neglects
www.ergotherapie.de

Rehacom (Hasomed): Computersoftware zum Training von kognitiven Defiziten, eignet sich auch zum Aufmerksamkeits- und Gedächtnistraining (zertifiziertes Medizinprodukt der Klasse 1)
www.hasomed.de/produkte/rehacom

Buchempfehlungen

Müller S., Hildebrandt H., Münte T. (2004): Kognitive Therapie bei Störungen der Exekutivfunktionen. Ein Therapiemanual. Göttingen, Hogrefe

Platz T. (2005): IOT. Impairment-Oriented Training. Schädigungs-orientiertes Training. Theorie und deutschsprachige Manuale für Therapie und Assessment. Baden-Baden, Deutscher Wissenschaftsverlag

Wentzel B., Collée M. (2017): Käsekuchen mit Sauerkraut. Mein Mann, sein Schlaganfall und der ganze Irrsinn danach. 2. Aufl. München, Piper